U0380707

湖北省人文社科重点研究基地鄂西生态文化旅游研究中心资助出版

农户的疾病风险与
医疗卫生公共投入研究

乔 勇 ◎ 著

Nonghu De Jibing Fengxian Yu
Yiliao Weisheng Gonggong Touru Yanjiu

人民出版社

目　录

绪　　论

一、小康建设与人民健康

"没有全民健康,就没有全面小康。"①全民健康既是全面建成小康社会的核心目标之一,也是全面建成小康社会的重要保障。2007 年,原卫生部部长陈竺首次公布"健康护小康,小康看健康"三步走战略。② 在 2012 年 8 月 17 日开幕的"2012 中国卫生论坛"上,原卫生部部长陈竺代表"健康中国 2020"战略研究报告编委会发布了《"健康中国 2020"战略研究报告》。报告指出,到 2020 年,建立起比较完善、覆盖城乡居民的基本医疗卫生制度,人民群众获得基本医疗卫生服务的权利得到充分保障,全民健康水平接近中等发达国家。③ 2015 年 3 月,李克强总理在第十二届全国人民代表大会第三次会议上作《政府工作报告》,首次提出"打造健康中国"的目标任务。党的十八届五中全会又明确了"推进健康中国建设"④的任务要求。健康中国是实现全面建成

---

① 《习近平谈治国理政》第二卷,外文出版社 2017 年版,第 370 页。

② 《陈竺公布"健康护小康　小康看健康"三步走战略》,2007 年 9 月 8 日,见 http://www.gov.cn/jrzg/2007-09/08/content_743019. htm。

③ "健康中国 2020"战略研究报告编委会:《"健康中国 2020"战略研究报告》,人民卫生出版社 2012 年版,第 63 页。

④ 《中国共产党第十八届中央委员会第五次全体会议公报》,人民出版社 2015 年版,第 16 页。

小康社会和中华民族伟大复兴的重要内容,以全民健康促进全面小康社会建设和"两个一百年"宏伟目标实现,健康中国建设上升为党和国家的战略。习近平总书记在党的十九大报告中指出"实施健康中国战略",把人民健康作为民族昌盛和国家富强的重要标志。党的十九届五中全会提出了到2035年建成健康中国的远景目标,对"十四五"时期全面推进健康中国建设、实施积极应对人口老龄化国家战略作了明确部署。

在政府的重视下,我国的卫生事业取得了长足进步。据统计,2016—2018年,我国人均预期寿命从76.5岁上升到77岁;新生儿死亡率从4.9‰下降到3.9‰,婴儿死亡率由7.5‰下降到6.1‰,5岁及以下儿童死亡率由10.2‰下降到8.4‰,孕产妇死亡率由19.9/10万下降到18.3/10万。[①]"十三五"时期国民健康指标明显优于"十二五"时期,居民健康水平总体处于中高收入国家水平。但是,我国医疗卫生事业发展不平衡、不充分问题客观存在,中西部地区卫生与健康事业发展滞后于东部法区,农村地区优质资源短缺,基层服务能力不强,重治疗、轻预防,公共卫生应急体系发展滞后,监测预警、流调溯调、物资储备等难以应对重大突发公共卫生事件的需要。刚脱贫地区,每千人医疗卫生机构床位数、每千人执业(助理)医师数等指标明显低于全国平均水平,贫困地区卫生服务体系成为健康中国建设突出的"短板"(张仲芳,2017)。

健康风险是导致收入贫困的重要风险因素。从健康冲击影响贫困发生的机理看,健康贫困是一种参与健康保障不足、获得基本医疗卫生服务机会丧失和能力剥夺而导致健康水平低下,从而带来收入的减少和贫困发生或加剧的现象(胡鞍钢和孟庆国,2000)。身体健康状况是人口素质的关键因素。有学者指出,贫困家庭人口的身体健康状况要弱于富裕家庭。由此推之,贫困地区的人口健康状况也要劣于发达地区,因为贫困的经济状况和生活环境使之处于更高的疾病风险中。要想实现经济社会协调发展,必须解决好贫困人口的

---

① 国家卫生健康委员会:《2019年中国卫生健康统计年鉴》,中国协和医科大学出版社2019年版,第235页。

健康问题。

农户因疾病致贫的途径主要表现如下:一是疾病的医疗费开支直接消耗了患者家庭收入及其相关的物质资产,变为资产贫困;二是疾病所致的劳动力损失削弱了患者家庭的收入能力,收入低于最基本的生活支出,造成生活贫困;三是疾病引起家庭生产关系的破坏,导致家庭崩溃,形成社会资源及生计资源的贫困。高梦滔(2005)通过测算大病冲击对农户长期收入的影响及健康风险冲击持续的时间,发现大病冲击在随后的12年里对农户人均纯收入有显著负面影响,使患病农户人均纯收入平均降低5%—6%;从长期来看,健康风险冲击影响可持续大约15年,而且冲击对于中低收入农户的影响更为严重。海闻等(2004)的研究证实了疾病对农户消费和投资会带来持续的影响,尤其是对贫困农户影响更为严重,贫困农户在大病冲击以后,要花将近8年的时间才能恢复到大病前的消费水平,要花将近10年的时间才能恢复大病前的生产经营投入水平。

一个国家的卫生支出,在一定程度上体现了该国的健康保障水平。WHO统计数据显示,2000年,中国的人均GDP为941美元,在194个组织成员中排名第127位,人均卫生支出42美元,排名第129位。① 2018年,中国的人均GDP为9364美元,在194个组织成员中排名第75位,人均卫生支出501美元,排名第80位。虽然随着我国的经济增长,卫生支出在不断增加,但中国人均卫生支出排名在同是发展中国家的古巴、南非、巴西之后。2018年,中国政府卫生支出占GDP的比例为3%,低于古巴的9.9%,南非的4.5%,巴西的4.0%。国内地区比较,我国经济水平较好的地区,卫生支出费用配置得越多,居民能够获得更多的医疗服务和就医机会,从卫生支出结构看,总体上社会支出占主要部分,政府卫生支出次之,个人卫生支出占比较低的方向发展,中西部地区经济水平相对落后的省份主要依靠政府卫生投入。

---

① 资料来源:全球卫生支出数据库(Global Health Expenditure Database, GHED),参见 https://apps.who.int/nha/database/Select/Indicators/en。

政府投入卫生费用与农村医疗发展的历史相适应。中华人民共和国成立初期,中国的农村医疗卫生水平极度落后,缺医少药,通过大规模的赤脚医生培训、每个大队建立卫生室、开展爱国卫生运动等突击式的发展模式提高农村医疗水平,当时的投入主要以集体经济作支撑,政府投入为主,建立了农村初期的合作医疗,农民的就医问题得到有效缓解。虽然这种模式在现在看来是低水平的,但是一直到 20 世纪 80 年代,该模式保证了农民的就医需求,受到国际社会的高度评价,认为中国创造了发展中国家的医疗奇迹。20 世纪 80 年代后,随着集体经济的瓦解,家庭承包经营的经济方式推行,农村医疗卫生事业的公共投入经费来源受限,95%的农村合作医疗制度自行消失,农民看病支付基本靠自己。统计 1978—2018 年卫生总费用发现,1993—2006 年,政府卫生支出占卫生总费用的比在 20%以下,2000 年最低,只占 15.5%。2007 年起,因新农合制度全面推行,政府卫生支出占比超过 20%。

农民"看病难、看病贵"问题一直备受关注,政府也高度重视该问题。在此背景下,2003 年,新型农村合作医疗制度(以下简称新农合制度)在各地区开始试行,拉开了解决农民看病无保障问题的序幕。经过十多年的实践,从最初的筹资水平低、报销程序复杂、补偿额度不高等一系列不足到筹资水平逐年提高、报销程序简化、补偿额度逐年增长的渐进完善,农民对新农合制度越来越认可。商业医疗保险虽然也逐渐进入农村,但多在发达地区,在贫困地区农村推动还存在困难。商业保险还是"奢侈品",能购买商业保险的只是部分富裕农户。农村医疗救助制度作为政府集中财力援助经济脆弱人群的一项措施,在一定程度上缓解了贫困农户的生活困境,但医疗救助覆盖人数有限,救助金额少等导致救助力度不够。目前大多数国家的医疗保障体系都由国家、社会和商业(个人)三种医疗保险模式混合而成。中国农村地区医疗保障体系仍在完善中,农户仍面临疾病(特别是大病)的风险冲击。

要解决农民"看病难、看病贵"问题,不仅要给农民提供医疗保障,还有一系列有关农民健康的其他措施需要完善,如医疗供方在基层的服务能力、农民在疾病风险发生后的多元化的支持需求等。本书研究为政府的农村卫生投入政策提供农户方面的需求信息,为政府有效建立农户应对疾病的保障体系和基本医疗服务体系提供依据。

二、本书聚焦的问题

为有效防范贫困地区农户的疾病风险,需对医疗卫生公共投入体系进行完善。通过分析贫困地区农户的疾病风险发生情况,农户在疾病风险发生后采取的一系列应对措施,以及现有的农村医疗保障制度能否充分减少疾病风险带给农户的损失(不仅指经济方面),发现政府帮助农户应对疾病风险方面的不足,本书建议完善政府投入机制以形成农户疾病风险的支持体系。要关注贫困地区农户发生疾病风险的特殊性、农户疾病风险的处理策略、医疗保障的绩效、政府医疗卫生公共投入的优化。具体关注:(1)农户的疾病风险与影响。根据农民对自我健康状况的评价和两周患病、大病患病情况等调查数据,发现贫困地区农民的疾病风险现状、大病对农户的生计所造成的影响。(2)农户疾病风险发生后的应对策略。疾病风险发生后,不同经济状况的农户所采取的应对策略有差异。有的农户采取了积极的治疗措施,有的农户消极应对;有的农户应对成功,有的农户应对不成功。是什么因素导致了不同的应对策略及结果? 农户医疗保障按提供的主体可分为两种方式,即正式保障和非正式保障。正式保障:新农合和医疗救助;非正式保障:家庭的社会关系网络。(3)构建农户应对疾病风险的支持体系——公共投入。公共投入建立农户的健康保障体系:一是在医疗保障方面的投入;二是在卫生服务体系方面的投入,也就是医疗供方的投入;三是患者用药保障方面的投入。政府在医疗保障方面的投入,关键在于如何优化新农合和医疗救助的投入,同时也应考虑如何加强非正式保障。政府在卫生服务体系投入方面,村级、乡镇、县级医疗机构都应得到重视,对于这些医疗机构的建设,公共投入要分清主次,但也不能忽视乡村卫生室。用药保障方面,要保障患者能用得起药,一方面将高价药品纳入保障目录,另一方面保障国产创新药的研发生产。

三、有关概念阐述

(一)农户

韩明漠(2001)认为,农户是以血缘关系为基础而形成的从事农业生产经营活动的农民家庭;黄宗智(2000)认为,农户是依靠自身劳动力而非雇佣劳动力,生产满足家庭自身消费而不是追求最大化的市场利润的小农家庭农场;卜范达和韩喜平(2003)认为,农户指的是生活于农村的,主要依靠家庭劳动力从事农业生产的,并且家庭拥有剩余控制权的、经济生活和家庭关系紧密结合的多功能的社会经济组织单位。多数研究者对家庭与户未作严格区分。刘豪兴和徐珂(2004)从社会学的角度区分了家庭与户,认为家庭是指以婚姻关系、血缘关系或领养关系为纽带作标志的社会群体。另外,家庭还包括其成员之间共同生活的一面,没有共同的生产和生活是不能称为家庭的。户是以居住地为标志的地域性群体,因此有无婚姻关系、血缘关系或领养关系并不是判断户是否存在的标准。按照家庭与农户的概念,家庭既可能是一户,也可能不是一户;一户既可以是一个家庭,也有可能不是一个家庭。但在大多数情况下,一个家庭就是一户。

农户和农民的概念有共同之处,即农民行为目的与农户目的往往是一致的。农民特征能代表农户的基本特征。埃利斯(Ellis,1988)定义农民是从事农业生产的家庭(户),通过自己所拥有的土地和家庭劳动力进行农业生产来维持生计。由于从经济角度分析将农民和农户的概念基本视为一致,因此通过分析农民的经济行为特征可以总结出农户的经济行为。

本书中的农户是参考丁士军等(2007)的定义,指生活在农村的、主要依靠家庭劳动力从事农业生产的,并且家庭拥有剩余控制权的、经济生活和家庭关系紧密结合的多功能的社会经济组织单位。在农户调查中为了能详细反映家庭人员看病花费、收支情况,把那些虽然户口在一起,但分家另过,生活、经济上少有往来的成员单独另作一户进行计算,这多发生于成家的子女与父母之间。那些虽然没有成家,但长年不回家,与家庭断了经济往来的成员,在调查中也不作为户内成员进行统计。

(二)疾病风险

美国学者威雷特(H.A.Willett)认为,风险是不希望发生的事件发生的不确定性,在某一特定环境下、某一特定时段内,某种损失发生的可能性。其一般由风险因素、风险事故和风险损失等要素组成。风险因素是引起风险事故的潜在诱因,风险事故是导致风险损失的直接原因,风险损失则是风险事故的直接结果。风险一般具有以下特征:(1)风险的客观性。风险的发生不以人的意志为转移,只是发生的可能性有大有小。(2)风险的损失性。风险的发生会给相关人带来一定的损失,这种损失可能是经济方面的,也可能是其他方面的,即相关人感觉到的不利。(3)风险损失发生的不确定性。对一个具体的主体来说,风险可能发生也可能不发生,即其发生概率要么是 0,要么是 1。(4)风险的普遍性。风险无处不在,无时不有。(5)风险的社会性。风险与人类关系密切。(6)风险的可测性。单单一次的风险发生可能不可测,但总体的风险通过统计学方法是可测的。(7)风险的可变性。通过改变其发生的因素,风险事故的出现概率有可能改变。风险的表达式可由公式 $R = f(p, c)$ 表示,其中,p 表示某种风险发生的概率,c 表示某种不利的结果。

疾病风险是指疾病发生及其带来损失的不确定性,是人类面临的重要风险之一,具有客观性、严重性、随机性、不可预知性和不可避免性等特点,其发生会带来经济损失和劳动力损失。我国农村居民大多受制于经济能力、生活环境、资源等因素,一旦遭受疾病的侵袭,往往给个人及家庭带来沉重的负担,对其生活和生产造成严重的冲击(乐章,2005)。

疾病的风险因素主要包括遗传因素、社会环境因素、自然环境因素、个人行为和生活方式因素、医疗保健因素等;疾病风险事故表现为个体或群体患病;疾病风险损失指医疗花费和人力资本损失及精神福利损失。每个人都处于差异的疾病风险因素中且个体适应力不同,对疾病的抵抗能力、情绪、心理状况差异等都会导致疾病即风险事故的发生,所以疾病具有必然性特征。疾病会带来损失,人一旦患上疾病,其主观感受是不适和痛苦即精神福利损失,同时花费收入进行疾病治疗,有可能造成未来获得收入的能力下降等经济损失。疾病风险因素与疾病发生、损失是环环相扣、相互影响的。从生物医学角度看,人体器官的机能具有生命周期,器官机能有"弱—强—弱"的变化过程,加之外界环境的诱致,决定了人的一生会受到或多或少、或轻或重的疾病的侵袭和困扰。本书不研究人体自身机能的差异即医学生物学差异导致的疾病发生的风险因素,而是从经济学的角度,研究疾病风险发生的经济、环境因素及由疾病带来的其他影响。

(三)公共投入

按经济学的相关理论,社会商品和服务可分为公共物品(或服务)、私人物品(或服务)。公共物品(或服务)不同于私人物品(或服务)的特性有三个:一是效用的不可分割性。它向整个社会共同提供,不可分归某些部门或个人享用。二是受益的非排他性。它不能将不付费的人排除在受益范围之外。三是消费的非竞争性。它不能因为多人的使用而减少效用。公共物品具有外部正效应,由私人来提供一般不足,政府必须介入。

在市场经济国家,财政支出、公共支出和政府支出三种表述的内涵是一致的,都是指在市场经济条件下政府履行职能,取得所需商品和劳务而进行的财政资金支付活动,是政府作为社会经济管理者,为弥补市场失灵而采取的一种经济行为。从我国国情看,"财政支出"与西方国家"政府支出"及"公共支出"的范围存在一定的差别,我国的财政支出不仅包括一般意义上的公共支出,还包括对营利性、竞争性产业与企业的投资和补贴等内容。

公共投入专指政府为满足社会公共需要而产生的支出,亦即公共支出。公共投入主要在于公共物品方面,即以整个社会为单位共同提出的需要,用于满足社会公共需要的物品(或服务)。公共投入是以国家为主体,以财政的事权为依据进行的一种财政资金分配活动,集中反映了国家的职能活动范围及其所造成的耗费。如果按统计分类,公共投入可分为行政管理投入、国防投入、社会文教投入、社会保障投入、经济建设投入、外交事务投入、保护环境和自然资源投入、其他投入等。

医疗卫生领域的公共物品(或服务)包含公共卫生、基本医疗。公共卫生服务指公共环境的治理、健康知识普及教育、传染疾病的预防等内容。公共卫生服务具有非排他性、非竞争性,是一种公共产品。基本医疗服务指居民在患病时,能得到支付得起的、适宜的医疗服务,保证居民的基本健康。健康的体质不但保证了劳动力个体的劳动生产率,维持其生存,而且是一个国家的生产力资本,能促进社会经济发展,因此基本医疗服务是一种准公共产品。

广义的卫生公共投入是指各级政府用于医疗卫生服务、医疗保障补助、卫生和医疗保险行政管理事务、人口与计划生育事务等各项事业的经费。其中,医疗卫生服务支出指各级财政用于补助各类医疗卫生机构提供相关卫生服务的经费,主要用于医疗服务、社区卫生服务、农村卫生疾病预防控制、卫生监督、妇幼保健等。医疗保障补助反映政府用于各类医疗保障项目,如新农合、城镇居民基本医疗保险、城乡医疗救助等的支出(张振忠,2010)。本书中的卫生公共投入,主要研究政府在农民医疗保险、基层卫生服务机构、对药品生产补贴方面的支出。

第一章　社会保障思想与措施概述

人的劳动是创造社会财富的主要源泉。因此,在任何一个时代,无论执政者代表何种群体利益,没有广大劳动人民的勤劳付出,执政者建立的政权就如沙基之上的大厦,岌岌可危。保障人民的生存与繁衍是一个政府应该承担的义务与责任,各个时代的执政者在帮助人民抵御风险方面,都表现出了多种思想,应用了各种措施。

第一节　西方社会保障思想

一、代表性经济学家的保障思想

威廉·配第在《赋税论》一书中将国家(公共)经费分成六个部分,其中一项是救济费,即"对孤儿、无家可归的儿童及弃婴的抚养费,和对各种失去工作能力的人及其他没有工作人的培养费"。约翰·斯图亚特·穆勒在《政治经济学原理及其在社会哲学上的若干应用》一书中专门论述了政府救济问题。他说:"政府所要干预的不是个人为自身利益采取的行动,而是为他人利益采取的行动。特别包括公共救济这一十分重要而引起很多争论的问题……人类是应该相互帮助的,穷人更是需要帮助……由贫穷提出的给予帮助的要求,是最有力的要求,显然有最为充分的理由通过社会组织来救济急待救济的人。"孟德斯鸠对于由国家实行救济的必要性也给予了肯定。他在《论法的精神》中说:"一个国家对全体国民,负有义务使他们生活有保障,有粮食,有适宜的衣服,又有卫生的环境……一个国家,不论是为着使人民免得受苦也好,或是为着避免叛乱也好,都必须进行救济。"

萨伊在 19 世纪初写了《政治经济学概论》一书。他说"有钱的人普遍都有这个想法,以为他们不需要社会的救济,但他们别过于自信吧。谁都不确定会长久走红运……",因此有必要举办社会救济事业。1819 年法国古典政治经济学家西斯蒙第的《政治经济学新原理》出版。他认为在资本主义工业制度下,劳动者和资本的分离、偶发性灾害事故、疾病、失业、年老等所造成的看不见的生命危殆使工人阶级的命运比过去更为悲惨,企业主应对此承担责任,他们"没有任何理由抱怨、不满"。

德国旧历史学派创始人威廉·罗雪尔在《济贫、救护及济贫政策》中认为政府实行济贫政策的条件在于:(1)"家族、组合、公共团体等"无力使其贫穷的成员得到保障;(2)民间慈善团体已没有能力救济所有贫民。在这两种条件下,政府应该实行济贫政策。德国讲坛社会主义又称为国家社会主义,它们认为除了保障社会安全以外,国家应该促进社会福利的增长,主张通过收入再分配的方式改善"劳动阶级"的生活。

费边社会主义者认为"社会主义是使所有的人都获得平等的权利和机会的计划"。连带主义是"穿着法国外衣的国家社会主义",盛行于 19 世纪末 20世纪初的法国。它主张通过国家的干预来改善人们的生活;人们应该互助,富人有责任帮助穷人;应保障社会一切成员有最低限度的生活资料;提供人寿保险,使社会成员有福同享,有难同当,社会成为一种相互保险的团体。讲坛社会主义、费边社会主义、连带主义又被统称为国家社会主义,尽管它们产生于不同的国家,但都主张建立社会保障制度,而且都对各不同国家的社会保障立法产生了重要的影响(曾国安,2001)。

20 世纪,社会保障思想的代表是福利经济学、凯恩斯主义、瑞典学派、社会市场经济理论、公共经济学。旧福利经济学的代表人物庇古于1920 年出版了《福利经济学》,以边际效用价值论为基础,认为增加产出而不减少穷人的绝对份额,或增加穷人的绝对份额而不减少产出时,都意味着社会福利的增加。其社会保障理论的基本价值取向主要表现在:(1)公平性。以社会公平为出发点论证社会福利最大化问题,强调把社会保障作为公民的基本权利和义务,由法律手段加以保障和强制实施,通过累进所得税原则和个人之间收入转移支付制度来"劫富济贫"。(2)普遍性。社会保障是一项基本的人权,社会福利的服务对象应当为社会全体成员。(3)福利性。社会保障的目标是对每个公民一生的一切生活及风险都给予有效保障,保障费用由企业和政府负担。

1936 年凯恩斯所著的《就业、利息和货币通论》面世,他主张通过累进税和社会福利等办法重新调节国民收入的分配,"国家可以向远处看,从社会福利着眼"。国家对社会福利领域的干预有助于增加消费倾向,实现宏观经济的均衡。凯恩斯主义对于建立社会保障制度的贡献主要不在于提出建立社会保障制度明确的政策建议,而是其主张国家以财政政策干预经济,为建立社会保障制度提供了共同的或一般的理论基础。凯恩斯主义者威廉姆·亨利·贝弗里奇《社会保险及有关服务》的报告即著名的"贝弗里奇"报告,提出了关于建立社会保障制度的具体政策建议。该报告建议社会保障计划应包括三项社会保障政策:社会保险、社会救济和自愿保险。凯恩斯的国家干预理论成为罗斯福政府在美国建立社会保障制度的理论基础。1935 年,美国重要法律文件《社会保障法》出台。

公共经济学代表人物斯蒂格里茨在其著作《政府经济学》里写道:"经济达到帕累托最优同收入分配没有什么关系。竞争市场可能会带来很不公平的收入分配,这会使一部分人缺乏赖以生存的基本生活资料。政府最重要的干预活动之一就是重新分配收入,这是福利事业的特殊目的。"公共经济学认为,政府应该通过建立公共医疗保健系统、医疗社会保险、工伤社会保险、残废保险、幸存者照顾计划及社会救济等来构建社会保险系统。

二、马克思、恩格斯、列宁的社会保障思想

马克思认为劳动者实现自身价值、照顾弱势群体、资本主义社会的持久稳定这些都是社会保障存在的必要性。马克思认为,风险会造成劳动者自身的损失,不利于生产的持续,不仅生产资料会处于"遭到损失的意外和危险中",劳动者和生活资料也经常处于意外和风险中,建立必要的社会保障制度,保障劳动者实现必要劳动价值,是资本主义自身发展的需要。马克思指出:"这个不变资本在再生产过程中,从物质方面来看,总是处在各种会使它遭到损失的意外和危险中。"①马克思认为,社会总产品中应该扣除:(1)用来补偿消费掉的生产资料部分;(2)用来扩大生产的追加部分;(3)用来应付不幸事故、自然灾害等情况的后备基金或者保险基金。在以上三项扣除后剩下的总产品中的其他部分是用来作为消费资料的,在把这部分进行个人分配之前,还应当从里面扣除:(1)与生产没有关系的一般管理费用;(2)用来满足共同需要的部分,如学校、保健设施等;(3)为丧失劳动力的人等设立的基金。仅有初次分配,社会再生产是无法进行的。可以看出,马克思认为,自然灾害、不幸事故不是靠个体来抗拒,而是通过全社会筹集基金来抗拒。马克思认为,资本主义的社会救济是资产阶级装出大慈大悲的样子,他们对穷人说:"我为慈善事业花了这么多钱,我就买得了不再受你们搅扰的权利"②。社会救济是资产阶级拉拢工人阶级,实现社会稳定,为缓和阶级矛盾的需要而制定的法规,是社会经济发展到资本主义阶段的需要,是社会发展过程中的必然产物,是社会的责任,这正是现代社会保障思想核心。恩格斯指出:"劳动产品超出维持劳动的费用而形成剩余,以及社会生产基金和后备基金靠这种剩余而形成和积累,过去

---

① 《马克思恩格斯全集》第25卷,人民出版社1974年版,第958页。
② 《马克思恩格斯全集》第2卷,人民出版社1957年版,第567页。

和现在都是一切社会的、政治的、智力的发展的基础。"①无论在何种生产方式下,社会保障都是极其重要的。

列宁认为,在无产阶级政权下实施社会保障是无产阶级专政国家义不容辞的责任,只有无产阶级专政的国家才能为工人阶级营造一个政治、经济上解放的、安全的社会政策网络。列宁提出工人阶级的社会保障制度应为"国家保险"。"国家保险"的基本原则如下:(1)工人在丧失劳动能力,或因失业失掉工资情况下国家保险都应给工人以保障;(2)保险对象要包括劳动者及其家属;(3)对一切保险者都要按照补助全部工资的原则给予补偿;(4)各种保险应由统一的保险组织办理,包括伤残保险、疾病保险、养老保险、生育保险、遗嘱保险、失业保险等内容。

马克思、恩格斯、列宁从阶级的角度,分析了唯有无产阶级专政政权下的社会保障,才是体现了社会主义优越性的社会保障。资本主义的社会保障是资本主义社会存在的外部条件;社会主义社会保障的价值取向是维护社会公平。

第二节　中国古代的社会保障意识

我国的社会保障自古以来被视为国家或政府职能的重要组成部分,并有一套复杂的制度体系(郑功成,2000)。在古代,我国是重要的农业国家,是一个多灾害、多动乱的国家,在应对这些灾难过程中,古代的政治家和思想家贡献了他们的智慧,提出了有关社会保障的思想和主张。

一、储粮备荒风险意识

受生产水平的限制,人们战胜自然的能力极其有限,经常受到灾害侵袭。

---

① 《马克思恩格斯选集》第 3 卷,人民出版社 2012 年版,第 574 页。

人们为了应对灾害年份的生活,逐渐形成风险意识,在丰年就储粮备荒,以丰补歉。《礼记》载:"国无九年之蓄,曰不足;无六年之蓄,曰急;无三年之蓄,曰国非其国也。"从西周始,仓储制度延续历朝历代不休,只是称谓有所变化,如战国时期称"平籴仓";汉代称"常平仓";隋朝以后,官方的"社仓"带有强制性,隋文帝时代,下诏各州百姓及军人"输粟储仓",后又令分上、中、下三等户"输粟立仓",如当地出现饥饿贫困者,以社仓赈济百姓;唐代设"常平仓"和"义仓";宋代曾设"常平仓""惠民仓""广惠仓"等,有济贫、恤孤之用;明朝规定,各州县都必须立东、南、西、北四仓,每年储米粮,储备满两年的量;清朝期间,州、县设常平仓,市、镇设义仓,乡村设社仓(陈良谨,1994)。

二、儒家大同仁爱思想

儒家思想是我国古代社会的重要意识形态,包含丰富的社会保障思想。孔子曾对其弟子曰:"大道之行也,天下为公,选贤与能,讲信修睦。故人不独亲其亲,不独子其子;使老有所终,壮有所用,幼有所长,矜寡、孤独、废疾者皆有所养……是谓大同。"孟子提出了"老吾老以及人之老,幼吾幼以及人之幼""出入相友,望相助,疾病相扶持,则百姓亲睦"及推行仁政的主张。孔孟儒家大同仁爱思想和孝道伦理在千百年的封建社会被奉为主流价值观,是因为它维护了家庭的保障功能,进而维护了社会的稳定。

三、以民为本保民思想

统治者逐步意识到广大民众对政权的巩固、经济与社会的发展起着举足轻重的作用,懂得了"水能载舟亦能覆舟"的道理。西周时期,周文王以夏、商覆亡为鉴,力行仁政,采取关心保护鳏寡老幼孤独的社会保障措施,"怀保小民,惠鲜鳏寡……用咸和万民"。周武王时期,大力提倡爱民、保民。"惟曰欲至于万年惟王,子子孙孙永保民。"春秋战国时期,管仲一生致力于民本思想的继承和发展。《管子》的富民济贫、救灾赈济、鳏寡孤独废疾者皆有所养、安老怀少等思想不仅在当时而且对以后的中国历史都产生了重要影响，"养长老，慈幼孤，恤鳏寡，问疾病，吊祸丧，此谓匡其急"，即关心人民疾苦，救民之急。"衣冻寒，食饥渴，匡贫窭，振罢露，资乏绝，此谓振其穷"，即接济贫困者，施行"六兴""然后政可善为也"。管子的民本思想帮助齐桓公成就了春秋霸业。唐书《陆宣公奏议全集·卷一》中有记载：人者，邦之本也……其本伤，则枝干颠瘁而根柢蹶拔矣。

第三节　中国社会保障的近现代发展

一、1978 年以前：传统的社会保障

1942 年毛泽东在《经济问题与财政问题》一文中指出："我们的第一个方面的工作并不是向人民要东西，而是给人民以东西"[1]，认为社会保障与持久抗战有密切联系。1949 年以后，以稳定民心为主，中华人民共和国中央人民政府领导人着手采取救济和安置的方法安排旧政权的失业人员，更重视居民生活的提高，强化了工人的保障水平。1956 年 4 月，毛泽东在《论十大关系》一文中更明确地指出："工人的劳动生产率提高了，他们的劳动条件和集体福利就需要逐步有所改进"[2]。以毛泽东同志为核心的党的第一代中央领导集体建立了"国家统包"的社会保障制度，国家作为直接责任主体，单位和集体具体执行国家指令，将计划用于社会保障的国民收入统一分配给全体社会成员，社会保障水平较低，不同单位和集体及城乡间保障不公平。这种超越经济发展水平的"大锅饭"式的社会保障制度使国家背负了巨大的包袱，制约了社会发展。

---

① 《毛泽东文集》第二卷，人民出版社 1993 年版，第 467 页。
② 《毛泽东文集》第七卷，人民出版社 1999 年版，第 28 页。

二、1978—2002 年：社会保障制度的创新探索

随着经济体制改革的推进，新出现的所有制形式、分配制度及劳动制度对社会保障制度提出了新的要求。养老保险方面，从仅覆盖国有企业扩大到集体经济，确立了国家、企业、个人三方负担的原则；统一了对职工建立多层次的养老保险制度；进行了针对公费医疗和劳动保障的医疗改革，进行了医疗费用的社会统筹；待业保险制度初步确立；工伤保险制度改革起步；集体经济的衰落使农村"五保"和合作医疗丧失了制度基础，农村社会保障制度衰落；确定了以县为单位开展农村社会养老保险。这一时期，国家强调以经济建设为中心，虽将改善和提高人民群众的生活水平作为我国社会保障工作的宗旨，实现共同富裕作为社会保障的终极目标，但同时基于社会保障实施应与生产力发展水平相适应的原则，提出该时期的社会保障政策要坚持效率优先、兼顾公平的原则。该时期的社会保障政策更加注重效率，但在公平方面重视不足。

三、2003 年至今：社会保障体系的建立与完善

党的十六大以后，党中央强调把保障和改善民生作为经济发展的根本出发点和落脚点，解决关系人民群众切身利益的民生问题，更加注重社会公平，使全体人民共享发展成果。江泽民同志在党的十六大报告中明确指出，"各地要根据实际情况合理确定社会保障的标准和水平。发展城乡社会救济和社会福利事业。有条件的地方，探索建立农村养老、医疗保险和最低生活保障制度"[①]。初步建立起了以优抚安置、社会福利、社会保险和社会救助为主要内容的社会保障体系，切实发挥了社会保障稳定社会秩序、化解社会矛盾的应有作用（吴镇聪和杨立英，2017）。

---

① 《江泽民文选》第三卷，人民出版社 2006 年版，第 551 页。

党的十七大进一步明确将"覆盖城乡居民的社会保障体系基本建立,人人享有基本生活保障"①作为 2020 年全面建成小康社会的奋斗目标之一。社会保障事业在经济社会发展总体布局中被摆在了更加突出的位置。确立了"以人为本"的发展理念,就是坚持发展为了人民、发展成果由人民共享,为满足人民多层次多方面需求提供切实保障(朱常柏和双传学,2011)。

党的十八大报告提出要统筹推进城乡社会保障体系建设,"要坚持全覆盖、保基本、多层次、可持续方针,以增强公平性、适应流动性、保证可持续性为重点,全面建成覆盖城乡居民的社会保障体系"。② 这些关于社会保障制度的重要阐述明确了我国社会保障体系建设的大方向。党的十八大以来,随着对社会保障制度对于保障社会公平重要性的认识不断深化,习近平总书记提出要为人民提供"更可靠的社会保障",认为"保障和改善民生没有终点,只有连续不断的新起点"③。狠抓精准脱贫,不落一人,"通过低保政策兜底一批""通过医疗救助扶持一批"就是社会保障功能的具体体现。社会保障不仅要"锦上添花",更要"雪中送炭"。

第四节　医疗保障地位

具有健康的身体既是个人的权利和愿望,也是国民收入的重要保障。由于医疗保障对个人健康具有正向效应,故医疗保障既是个人投资的对象,更需要政府公共财政的支持来保障这类产品的有效供给。如果将医疗保健需求仅仅视为个人消费品,主要依靠个人和家庭的经济能力来负担是不可行的。提供公共医疗卫生保障服务是政府的基本职责。

---

① 《高举中国特色社会主义伟大旗帜　为夺取全面建成小康社会新胜利而奋斗——在中国共产党第十七次全国代表大会上的报告》,人民出版社 2007 年版,第 20 页。
② 《坚定不移沿着中国特色社会主义道路前进　为全面建成小康社会而奋斗——在中国共产党第十八次全国代表大会上的报告》,人民出版社 2012 年版,第 36 页。
③ 《习近平谈治国理政》第二卷,外文出版社 2017 年版,第 361 页。

医疗保障制度不仅是社会保障制度的重要内容,也是一个国家卫生事业管理体制的重要组成部分,是政府对国家卫生事业实行宏观管理的责任。医疗服务和医疗保险市场是极不完善的市场,所有引起市场"失灵"的因素在这个市场都存在。基本医疗保障的目标靠市场是无法自发实现合理选择的,需要政府承担保障责任。医疗保障制度是由国家立法、强制实行的政府行为。

一、国外医疗保障

德国是世界上率先建立社会保障制度的国家,1883年俾斯麦政府首创国家法定医疗保障制度,颁布了《疾病社会保险法》,使德国成为世界上第一个以立法来实施社会医疗保险制度的国家,其中某些行业的工人被强制加入医疗保险基金会,基金会强制性地向工人和雇主征收保险基金。该法令标志着医疗保险作为一种强制性社会保险制度的产生。德国社会医疗保障及服务水平曾经是全球最高的,并以健全的医疗体系和完备的服务层次成为欧洲国家范本,在全世界最具代表性,被冠以"国际惯例",有近百个国家效仿(刘晓强,2010)。特别是1929—1933年世界性经济危机后,各国医疗保险立法进入全面发展时期。

各个国家都采取了适宜自己经济条件的医疗保障模式,归纳为以下几种:第一种,国家医疗保障模式,又称全民医疗保险,如瑞典、英国、加拿大、澳大利亚等国家。个人看病几乎不用自己掏钱,免费医疗就是指这种模式。第二种,社会保险模式,如德国、日本等。由雇主和职工双方缴费,政府适当补贴,风险共担。第三种,私人医疗保险模式,又称商业保险模式,以美国为代表,主体是纯商业保险模式,治疗费用高。美国是发达国家中唯一没有建立全民社会医疗保障体系的国家。1965年,美国国会通过了医疗照顾(Medicare)和医疗援助(Medicaid)两大公共医疗保障计划,标志着美国政府干预医疗保障事务的开始。第四种,混合型保险模式,如法国,国家社会保障体系为居民提供大约70%的医疗疾病保险,30%的部分由个人购买。而对于低收入及无收入的居民,国家承担他们的全部医疗疾病保险。

二、中国医疗保障

(一)城镇和农村的差异化保障

我国的医疗保障制度根据实施区域的差别分为城市医疗保障制度和农村合作医疗保障制度。在新农合制度建立后,我国完成了医疗保障制度体系构架。2002年以后,随着"和谐社会"的提出和改革开放的进一步深化,我国的社会保障制度建设进入了一个崭新的时期,制度建设的重点从城市职工转移到农民、城市非从业居民等群体,这一变化集中体现在以"全民医疗保险"为目标的医疗保障改革中。按照政府的目标预计在2011年实现90%的覆盖率(李莲花,2010),实际上该目标在2008年就已提前实现。

我国城镇和农村医疗保障制度经历了从公费医疗和劳动保障医疗到社会医疗保险,从传统的农村合作医疗到新农合的转变。城镇医疗保障制度主要由行政事业单位的公费医疗制度和国营、集体企业职工的劳动保障医疗制度构成,都近似于免费医疗保险。在计划经济体制下,国家对"国家的人"承担全部责任,这是建立公费、劳动保障医疗制度的理论根据。原有的医疗保障制度缺乏公平性和效率性。医疗保险制度规定职工个人基本不缴费,导致职工普遍缺乏节约的动力,医疗费用增长过快、浪费严重,医疗保障基金社会化程度低、抗风险能力弱。由此,国家一直探索医疗保险改革。1988—1993年是改革初期,实行职工就医负担部分医疗费用,基本思路是"基本保障、广泛覆盖、双方负担、统账结合"。1998年,以《国务院关于建立城镇职工基本医疗保险制度的决定》为标志,我国职工医疗保险制度改革进入了全面推进的新阶段。改革将公费、劳动保障医疗制度统一,建立城镇职工基本医疗保险制度。

农村的医疗保障模式可分为三个发展阶段,一是20世纪50年代至70年代的合作医疗时期;二是20世纪80年代至2002年的农村合作医疗的调整和重构时期;三是 2002 年之后的农村医疗保障体系基本建立时期。2002 年,中共中央、国务院出台《关于进一步加强农村卫生工作的决定》,新农合制度试点。2003 年,《国务院办公厅转发卫生部等部门关于建立新型农村合作医疗制度意见的通知》,推出了建立新农合制度的新政策。2009 年 3 月,《中共中央　国务院关于深化医药卫生体制改革的意见》提出了"有效减轻居民就医费用负担,切实缓解'看病难、看病贵'问题"的近期目标和"建立健全覆盖城乡居民的基本医疗卫生制度,为群众提供安全、有效、方便、价廉的医疗卫生服务"的长远目标,摒弃了此前改革中过度市场化的做法。2003 年,随着社会医疗救助制度的建立及大病保险的实施,农村的医疗保障体系基本完善。

(二)农村医疗保障中政府的角色

朱玲(2000)认为,农村卫生取得的巨大成就与最高领导的重视有关,与农民对服务可及性的满意度及政府对群众疾病预防的强力支持分不开。摆脱中国农村卫生事业困境的出路首先在于恢复公共支持系统。扩大公共卫生服务供给,并发挥公立卫生室对卫生服务供给的作用。投资村卫生员的培训和教育。增加对农村卫生防疫、健康教育和营养及生活习惯干预项目的投资。直接设立政府医疗救济基金来扶助贫困人群等。陈丽(2005)指出,新农合制度在政策的设计和执行中都强调了政府的角色,强调了对政府责任的回归,包括政府明确在制度供给上的责任、加强在财政投入上的资金保障责任、强化信息供给上的责任。郑功成(2000)认为,建立包括农村合作医疗保险制度在内的农村社会保障是一条"从慈悲到正义之路"。李华(2006)认为,政府不能逃避保障农民健康的责任,政府应该发展和巩固好合作医疗,建立一种制度保护占人口多数的农民是政府职责。农村居民健康水平的提高得益于合作医疗。农村合作医疗制度体现了社会正义,是促进社会协调发展、防止两极分化的一条重要途径。欧阳仁根(2003)认为,政府的责任主要是统一和提高政府及全社会对农村医疗保障问题的认识;完善公共卫生保健体系,从全国范围内合理布局卫生资源,切实保障医疗费用。王延中(2012)从维护社会公正和体现社会正义的角度阐述了城乡健康保障之间差别的原因,指出国家需要在农民健康保障的制度设计与财政投入方面采取更加积极的态度和措施。

如何建立农村医疗保障体系。张维龙(2007)分三个层面进行了设计:农村医疗保障的基础层面,包括卫生监督、卫生防疫、健康保健、农村专项卫生基金投入;农村医疗保障的主体层面,以农村合作医疗为主;农村医疗保障的补充层面,包括农村医疗救助、商业医疗保险。

第二章 卫生投入、贫困与国民健康

国家的卫生投入、国民的健康状况与家庭的贫困状况是相互联系的,本章厘清三者之间的关系,进一步明确卫生投入的必要性与科学性。

第一节 卫生投入与国民健康

一、卫生投入的边际效应

格罗斯曼(Grossman)的健康生产模型表明,各种医疗卫生资源的投入必将会对人们的健康状况有所改善,因此,医疗和卫生是保证个人身体健康的决定因素。随着现代医学研究的深入开展,人们发现对人类健康状况有重要影响的因素还包括环境、生活方式、个人行为、生物遗传及医疗卫生服务等。格罗斯曼将上述影响人类身体健康的因素与健康联系起来,建立了健康生产函数模型,首次引入健康生产函数的概念并用来描述各种健康投入资源与健康产出之间的关系(Follands 等,2011)。格罗斯曼建立的健康生产函数模型: $H = F(x)$,式中, H 代表个人的健康状况; x 代表一组影响个人健康状况的向量,有个人的生活方式、收入水平、教育程度、个人所处的环境及个人用于医疗卫生方面的投入等因素; F 代表函数表达式。假设没有测量各种变量的困难,存在普遍认同的关于健康状况 H 的衡量方法,则健康状况 H 表现为一条上升的平滑曲线(见图 2-1)。格罗斯曼的健康生产函数模型表明:影响健康状况的因素很多,卫生保健投入是因素之一;随着卫生保健投入的增加,人们的健康状况也会改善,但边际收益呈现递减的趋势。健康状况是一组以死亡率和期望寿命为代表的指标体系。

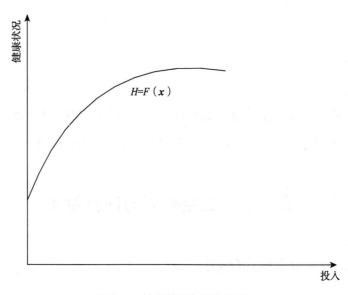

图 2-1　健康状况与投入关系

卫生经济学的理论研究表明,健康由多种因素决定,死亡原因中有 60% 与行为、生活方式有关,17% 与环境因素有关,15% 和生物遗传因素有关,只有 5% 和卫生服务有关(王俊,2007)。

国际上对国家的卫生投入和国民的健康状况之间关系的研究,很多利用了格罗斯曼的理论,运用健康生产函数模型进行实证分析,发现国家的卫生投入对国民的健康状况有明显效果的多出现于对贫困国家或贫困人口的研究中。奥斯特等(Auster 等,1969)运用健康生产函数模型分析美国各州之间死亡率的差异,结果显示,医疗服务增加 1% 会降低 0.1% 的死亡率,说明卫生保健投入对健康状况有正边际效应。以我国医疗费用投入和健康数据分析,

1975—2000 年病例的统计,以胃癌为例,Ⅰ、Ⅱ期病人的五年生存率从 67.9% 增长到 79% 左右,治疗的费用却从 20 世纪 70 年代 100 元一个疗程上升到现在的 15000 元左右一个疗程,投入和健康结果明显不呈线性关系(韩启德, 2009)。

我国在计划经济时期,用较低的卫生资源投入,实现了较高的健康产出。在改革开放后,政府公共卫生服务的投入显得不足了,资源利用的效率也较低(胡宏伟等,2016)。卫生投入与健康状况的关系,基本表现为卫生投入超前,而健康收益相对滞后。依据协调程度,我国大部分省区市的卫生投入与健康效益处于磨合阶段,勉强或基本协调(唐齐鸣和聂晋,2016)。

二、中国卫生投入绩效

(一)中国卫生投入状况

1949 年到 1979 年前,政府的卫生投入主要在医疗供方,建立了遍布全国各地的医疗卫生机构网,特别是农村三级医疗体系。到 20 世纪 60 年代中期,农村绝大多数地区的县、公社和生产大队都已建立起医疗卫生机构,形成了以人民公社为中心的,包括县医院及其他县级卫生机构、乡(公社)卫生院和村(大队)卫生室的基层医疗卫生组织网。用 3% 左右的国内生产总值(Gross Domestic Product,GDP)作为卫生投入,建立了功能相对齐全的医疗卫生机构网络,建立了公费、劳动保障和农村合作医疗制度,满足了几乎所有社会成员的基本医疗卫生服务需求,国民健康水平迅速提高,国民综合健康指标不少达到了中等收入国家的水平,成效十分显著,被一些国际机构评价为发展中国家医疗卫生工作的典范。国际上公认我国是世界上卫生投入最少、产出最大、社会效益最好的国家之一。

1979 年至 2003 年前,市场经济体制实施期,政府强调以经济建设为中心,轻视了其他保障项目的投入。1978—2003 年我国卫生总费用筹资结构发生了变化(见表2-1),政府卫生支出占卫生总费用比重从1978年的32.16%下降到2002年的15.69%,下降了16.47个百分点,1978—1985年略有上升,而1986—2002年,政府卫生支出的份额呈下降趋势,下降了20多个百分点。个人卫生支出比例从1978年的20.43%增加到2001年的59.97%,增加了近40个百分点,从2002年开始,个人卫生支出的比例才开始下降。政府卫生投入减少和制度供给不足导致的问题日益凸显。2000年6月,WHO发布的《2000年世界卫生报告》显示,在191个成员中,我国卫生系统总体成就排在第132位、健康状况排在第61位、卫生系统整体绩效排在第144位、卫生费用筹资公平性排在倒数第4位。居民对医疗卫生服务的利用率下降,患者未就诊比例为48.9%,医生诊断应该住院治疗而没有住院的患者比例为29.6%。低收入人群、贫困农村居民卫生服务可及性较差,城乡低收入人群应住院而未住院率的患者比例达到了41%,远高于一般收入人群(方鹏骞等,2009)。

2003年以来,国家从需方入手,在原有城镇职工基本医疗保险制度的基础上,建立新农合制度、医疗救助制度和城镇居民基本医疗保险制度;从供方入手,完善和加强了公共卫生服务体系、农村卫生服务网、城市社区卫生服务机构和非营利性医疗机构建设。这些制度和措施的建立和完善,在很大程度上缓解了经济转型时期卫生投入制度严重不足的局面,使我国卫生投入制度向均衡方向发展。2003年至2018年,卫生总费用中个人卫生支出占比是逐渐下降的,从55.87%下降到28.86%,政府支出占比也在增加,在30%左右波动。

表2-1 1978—2018年卫生总费用中政府和个人支出比例 (单位:%)

年份	卫生总费用中政府卫生支出占比	卫生总费用中个人卫生支出占比	年份	卫生总费用中政府卫生支出占比	卫生总费用中个人卫生支出占比
1978	32.16	20.43	1999	15.84	55.85
1979	32.21	20.34	2000	15.47	58.98
1980	36.24	21.19	2001	15.93	59.97

续表

年份	卫生总费用中政府卫生支出占比	卫生总费用中个人卫生支出占比	年份	卫生总费用中政府卫生支出占比	卫生总费用中个人卫生支出占比
1981	37.27	23.74	2002	15.69	57.72
1982	38.86	21.65	2003	16.96	55.87
1983	37.43	31.45	2004	17.04	53.64
1984	36.96	32.64	2005	17.93	52.21
1985	38.58	28.46	2006	18.07	49.31
1986	38.69	26.38	2007	22.31	44.05
1987	33.53	30.31	2008	24.73	40.42
1988	29.79	31.28	2009	27.46	37.46
1989	27.27	34.09	2010	28.69	35.29
1990	25.06	35.73	2011	30.66	34.77
1991	22.84	37.50	2012	29.99	34.34
1992	20.84	39.81	2013	30.14	33.88
1993	19.75	42.17	2014	29.96	31.99
1994	19.43	43.95	2015	30.45	29.27
1995	17.97	46.40	2016	30.01	28.78
1996	17.04	50.64	2017	28.91	28.77
1997	16.38	52.84	2018	27.74	28.86
1998	16.04	54.85			

　　长期以来,中国政府卫生投入结构偏重于补供方(如卫生事业费投入比例很高),而直接用于补需方(患者)的比例较小,导致政府卫生投入对个人的健康状况的实际贡献率较小;曾经一段时期,中国医疗领域过度市场化,导致医疗服务价格上涨过快,造成居民看病贵,使个人卫生投入的健康产出比下降。居民长期健康人力资本的获得主要依靠个人卫生投入(陈浩,2010)。

　　从2009年起,新医改政策实施。为推进新医改,政府新增投入8500亿元用于5项重点工程的改革,即加快推进基本医疗保障制度建设、初步建立国家基本药物制度、健全基层卫生服务体系、促进基本公共卫生服务逐步均等化及推进公立医院改革试点。除此之外,还有各级政府支持其他医疗卫生事业发展的资金投入,如优抚对象的医疗补助经费和各级卫生行政部门(现称为卫生健康委员会,以下简称卫健委)的运行经费等。8500亿元投入中的大部分用在基层,也明确了投入重点向中西部倾斜,也就是向非发达地区和贫困地区增加政府投入的力度,发挥最大的边际效应。2009—2011年中国5项重点医改工程投入见图2-2。

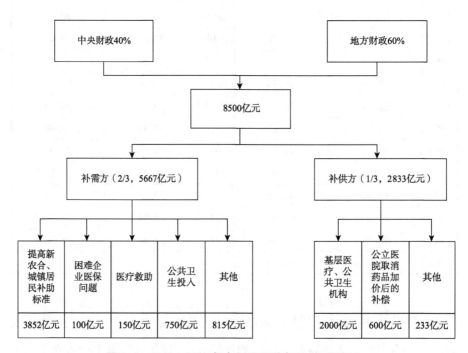

图2-2 2009—2011年中国5项重点医改工程投入

(二)卫生投入与健康结果

世界银行的一项研究发现:20世纪50年代,我国人均寿命55岁,人口净增率20‰;20世纪60年代,我国人均寿命60岁,人口净增率15‰;20世纪70年代,我国人均寿命65岁,人口净增率15‰。1950—1980年人均国民生产总值年增长率为 5.9%,我国实施的是计划经济,政府主导了卫生服务体系的建设,全额补助公职人员的医疗费用,全民开展爱国卫生运动。随着经济水平的提升,政府卫生投入不断加大,提供了大量人力、物力。政府投入所反映的健康绩效显著,相较 1949 年前居民的健康状况,居民期望寿命有较大的提升。1980 年与 1949 年相比,人口总死亡率从 20‰ 下降到 6‰,婴儿死亡率从200‰ 下降到 40‰,人均预期寿命从 45 岁上升到近 70 岁,男性生存概率接近美国水平。这是以低于发达国家 170 倍的医疗卫生支出而取得的,这时的健康投入边际效益是递增的。健康状况的改善也推动了经济增长,世界银行计算出 1950—1982 年,由于延长居民寿命所创造的经济价值共 24730 亿美元,每年约 773 亿美元,即每年国民生产总值中由健康投入所创造的经济价值占20%(张自宽和朱子会,1996)。

曹燕等(2010)利用省级财政投入与健康数据进行比较分析,用期望寿命和传染病患病率作为健康的评价指标。利用《中国统计年鉴》和《中国卫生统计年鉴》中各省(自治区、直辖市)人均医疗卫生财政支出与 2000 年期望寿命和 2007 年传染病患病率(甲、乙类法定报告传染病患病率),考察 2 个时间(分别是 2000 年和 2007 年),2 个健康绩效指标(期望寿命和传染病患病率)。将人均医疗卫生财政支出(元/人)看作健康投入的成本,将期望寿命(岁)和传染病患病率(1/10 万)看作健康的产出结果,运用成本效果法计算两个健康绩效指标:

2000 年健康绩效=期望寿命/人均医疗卫生财政支出　　　　　　　　　(2-1)

2007 年健康绩效=(1-传染病患病率/1000)/人均医疗卫生财政支出×1000

$$(2-2)$$

分析发现,2000 年人均医疗卫生财政支出较多省(自治区、直辖市)分别是北京市(210.25 元/人)、上海市(198.54 元/人)、西藏自治区(113.56元/人)、天津市(86.78 元/人)、重庆市(70.81 元/人)、广东省(61.93 元/人)和浙江省(59.27 元/人)。其中,除了西藏自治区(人口基数少),其他省(自治区、直辖市)的经济实力均较强。2000 年的期望寿命指标中较高的依次是上海市(78.14 岁)、北京市(76.1 岁)、天津市(74.91 岁)、浙江省(74.7 岁)、山东省(73.92 岁)、江苏省(73.91 岁)、辽宁省(73.34 岁)和广东省(73.27 岁)。数据表明经济水平越高,卫生财政支出越多,居民期望寿命越高。通过式(2-1)计算 2000 年这些省(自治区、直辖市)的人均医疗卫生财政支出与期望寿命的健康绩效。将健康绩效排序,发现人均医疗卫生财政支出较多的几个省(自治区、直辖市),如北京市、上海市、西藏自治区、天津市、重庆市、广东省和浙江省等健康绩效都不高,排位在后十位,即单位卫生资金的投入产出效率较低。一方面,可能是由于边际效益递减规律,即经济水平较高地区,一直对卫生的投入较高,卫生投入的进一步增加对延长寿命的效果并不明显。另一方面,健康绩效的较后排序表明这些省(自治区、直辖市)单位卫生资金的投入产出效率有进一步优化的空间。

以传染病患病率为健康指标,比较 2007 年各省(自治区、直辖市)的健康绩效。2007 年,人均医疗卫生财政支出较多的省(自治区、直辖市)依次为北京市(728.43 元/人)、西藏自治区(604.31 元/人)、上海市(478.10 元/人)、青海省(353.34 元/人)、天津市(296.83 元/人)、浙江省(221.90 元/人)、新疆维吾尔自治区(218.69 元/人)、宁夏回族自治区(187.17 元/人)、内蒙古自治区(182.39 元/人)和云南省(170.83 元/人)。相比 2000 年,国家对青海、新疆等西部地区的卫生投入加大。2007 年各省(自治区、直辖市)传染病患病率较低的依次有山东省(124.17)、江苏省(172.38)、西藏自治区(197.7)、河北省(206.5)、吉林省(208.09)、湖南省(212.47)、云南省(215.58)、上海市(220.67)和辽宁省(222.41)。利用式(2-2)计算 2007 年健康绩效并排序。数据表明在以传染病患病率为指标进行的健康绩效排序中,北京、上海、天津和浙江等卫生投入较高的省市,健康绩效排名却非常靠后,卫生投入的规模增加并未能有效地转化为人们健康绩效的提高。

三、卫生投入方式与健康理念转变

（一）投入规模与绩效均衡

不能简单地把增加投入规模作为解决问题的途径,还要重视支出管理的有效性和投入的公平性,包括如何提高政府投入的效率、优化卫生资源管理的分配结构、平衡政府卫生投入的利益归宿等问题。印度的卫生体制①显示,政府卫生支出规模高并不意味着公众健康水平能够得到有效保障,并形成公平和有效率的机制,所以,政府卫生支出是否有效、公平,或许是一个比规模更急需考虑的问题(王俊,2007)。

政府卫生支出对健康的影响表现出较强的地区差异。政府应将卫生资金投入健康绩效相对较高的地区,促进卫生投入对人口健康的总体改善。对于健康绩效较低的地区,如北京、上海、天津和浙江等省市,要把政策目标从投入逐渐转向管理。以财政政策为导向,积极促进相关部门扩大卫生边际产出水平,提高卫生管理配置效率。

健康的个人责任。健康在很大程度上仍是个人问题,个人的行为和生活方式已经成为影响当代人健康的一个重要决定因素。如果我们忽视自身努力对拥有健康身体的重要性,把健康责任一股脑推给政府,不但有失偏颇,也不利于解决医改所面临的各种难题。例如,政府只能设立健身设施而不能强迫人们使用这些设施锻炼身体。因此,在增加的有限医疗卫生资源下,我们不但要着力思考提高资金使用效率的问题,也要树立正确的健康观,真正实现全民族健康事业的发展。

初级卫生保健对婴儿死亡率的影响被证明是显著的,主要包括婴儿在一岁以内接种疫苗的情况等,这一影响甚至高于公共卫生费用或公共筹资比重

---

① 印度虽然在各项指标中都低于中国,但其基于全体国民的免费医疗制度仍然保障着绝大多数公众的健康状况。

的影响。费默和普利特（Filmer 和 Pritchett，1999）认为，卫生费用对健康结果解释力偏低的一个原因是公共资金花在了昂贵但无效的治疗服务上，忽视了卫生预防。期望寿命受到的卫生干预的影响贯穿了人的一生，卫生服务的有效性和可及性是保障健康状况的重要条件（陈天祥和方敏，2016）。

增加对农村居民的卫生保健投入可有效改善农村居民的健康状况，但不同来源的经费投入对农村居民的健康状况产生的效果是不同的。农村个人卫生费用投入增加影响了家庭其他开支，对农民不利；相反，政府用于农村居民的卫生费用的增加则有利于农村健康状况的改善。基于上述理论分析，政府应进一步优化农村居民的卫生保健投入结构，即增加政府的投入，减少个人的投入。然而，现实中的中国农村居民的卫生保健投入结构并非如此。尽管自2003 年中国政府在农村进行新农合试点工作以来，政府逐渐加强了对农村卫生保健投入的财政支持力度，但是，新农合制度实施后，农民认为自费的医疗费用仍然偏高。WHO 在卫生筹资策略分析中认为，如果个人卫生支出占卫生总费用比重超过 50%，大部分穷人会因为保障的弱化，面对高额的医疗费用感觉负担过重（曹燕等，2010）。为此，政府应进一步加大对农村居民的卫生保健的投入力度，尽可能降低个人的医药费用自付比例，达到改善农村人口健康生产绩效的目的。

（二）健康理念转变

政府的健康生产理念应逐步从"医学时代"向"后医学时代"转变。20 世纪 60 年代被称为"医学时代"，当时通向健康之路的主要方法是大规模地疫苗接种及广泛使用抗菌药治疗感染性疾病。WHO 认为，发达社会正在进入"后医学时代"，人们的躯体健康主要受社会及环境因素的影响，这些因素包括个体行为（如吸烟、过度饮食）、经济因素及物理环境（污染）等，它们都不是医学发展可以直接解决的问题。"医学时代"的卫生政策主要关注如何提供医疗服务支付费用，而"后医学时代"的卫生政策则把重点放在如何达到更好的健康的状态。

随着社会经济的发展,中国政府的农村医疗卫生政策理念也面临着由"医学时代"向"后医学时代"转变的问题。目前,医疗服务的提供及筹资对中国农村居民的健康状况的改善仍是非常重要的卫生政策,但在"后医学时代",健康的生活方式及良好的物理居住环境等因素对农村人口的健康状况的改善具有越来越重要的意义。目前中国农村居民的疾病谱已发生明显的变化,即从急性传染性疾病向医学无法治愈的慢性非传染性疾病转变。政府在加大对农村卫生保健费用投入力度的同时,应大力倡导健康的生活方式。同时,应特别注意环境污染对农村居民的健康状况的威胁。

第二节　贫困状况与国民健康

一、健康不平等

健康之城乡差别。以老年人口为例,通过三个健康指标即生理健康指标、心理健康指标、自评健康指标来对比分析城乡老年人的健康状况。以吃、穿、住、行等日常活动能力考察生理健康,以是否感到孤独考察心理健康,以访谈对象的自我健康感觉考察自评健康。李建新和李春华(2014)利用2011年的中国老龄健康长寿影响因素跟踪调查(Chinese Longitudinal Healthy Longevity Survey,CLHLS)数据,将7318个访谈对象作为样本量进行统计,分析得出城乡老年人口在健康方面存在差异,具体表现为农村老人在生理健康上优于城镇老人,而在心理健康上城镇老人优于农村老人。在控制一些重要的影响因素之后,城乡老年人口在生理健康上的差异实际上要比观测到的大。李建新和李春华的研究结论和其他学者(方向华等,2003;Zimmer and Kwong,2004)的结论相同。曾毅和沈可(2010)也从多个健康维度测量,结果得到城镇老年人健康状况要优于农村老年人,但农村老年人日常生活活动能力(Activities of

Daily Living，ADL）优于城镇老年人。

健康之社会经济地位差别。有专家强调导致居民健康状况分布不平等的根本原因是社会经济地位而不是病毒和病原体。与其他社会不平等一样，健康不平等如果持续恶化将有损于整体的社会福利。教育、职业和收入是常用的社会经济地位测量指标。健康测量指标有身体功能状况、抑郁症状、自评健康状况。焦开山（2014）利用"中国健康与养老追踪调查"（China Health and Retirement Longitudinal Study，CHARLS）中 2011 年的全国基线调查数据[①]随机抽取家庭中 45 岁及以上人口，最终使用的样本量为 12246 人。研究结果显示，在中国的中老年人群中，社会经济地位较高的人群要比社会经济地位较低的人群有更好的身体功能、更少的抑郁症状、更好的自评健康，该结论具有普遍性。这进一步说明了健康不平等是一个普遍性的问题。社会经济地位与 3 个健康指标的关系在不同地区有显著差异；地区的收入水平对个体的健康状况有显著影响，并且对社会经济地位与健康的关系进行了显著调节。随着地区富裕程度的提升，不同社会经济地位群体在健康上的差异程度缩小。究其原因，当一个地区比较富裕时，则意味着政府会增加公共支出，更有能力改善地区的教育和基础医疗保健等公共服务，而这些对社会经济地位较低者的健康状况会起到促进的作用（封进和余央央，2007）；而随着地区经济水平的提高，一些先富裕的群体增加了对自身健康状况的需求，促使一些医疗机构引进先进的医疗技术，进而会促使人们健康水平的普遍提高，也导致不同社会经济地位群体之间的健康状况差异会逐渐缩小。相反，在相对比较贫困的地区，卫生资源和支出相对较少，导致社会经济地位较低者更难获得公共卫生资源和服务，从而加大了不同社会经济地位群体之间在医疗卫生资源与服务可及性和利用上的不平等，最终导致健康上的不平等差距扩大。因此，未来的公共卫生服务政策的制定或改革要考虑如何加大对贫困地区医疗卫生资源和服务的

———————————

① 有关此数据的详细情况，见 http://charls.ccer.edu.cn/zh-CN。

投入,以使不同收入地区的群体能够共享均等的公共卫生服务,从而缩小不同地区的健康不平等差距。

一般而言,经济收入的高低是影响人们健康的直接原因。近年来的医学研究却发现了一个新规律:在发展中(低收入)国家,经济对健康的影响——人们预期寿命的长短,在很大程度上取决于用于卫生的人均公共开支。世界银行对贫困数据可比的 22 个发展中国家的调查发现,经济增长对预期寿命产生的影响,1/3 通过减贫,即增加收入,2/3 通过增加公共卫生支出(张自宽,1999)。这符合卫生经济学的一个基本观点:卫生事业是消费性的服务事业,它是在国家收入再分配(再投入)中作为一个平衡工具调节人群收入不平等,使社会走向公正、安定和健康。

二、疾病与贫困的关系

疾病与贫困往往相伴而生,有天然的联系。对居民而言,因贫致病的作用路径,贫困家庭比正常家庭面临着更大的健康风险,即贫困人口相对集中恶劣的自然环境,给居民带来健康上的隐患;贫困人口生活的卫生条件堪忧,营养供给不足,生活习惯不科学;贫困人口由于自身素质原因可供选择的工作机会少,多从事体力工作,工作环境差,工作安全系数低,致残或致死率高,容易患上职业病(左停和徐小言,2017)。而一旦患病,不但劳动能力丧失,收入减少或中断,且家庭经济开支增加。更严重的是,由于负担不起医疗费用,贫困人口常常是有病不医,治疗不及时,小病拖成了大病,使医疗费用增加,造成生活更加贫困的局面,最终形成"因病致贫,因贫返病"的恶性循环(仇雨临,2003)。

不发达国家比发达国家国民的身体健康状况差。同一国内,穷人比富人的身体健康状况差。贫困与非健康有互为因果的关系(世界银行,1999)。疾病给家庭收入带来实质性影响,甚至使患病家庭在贫困线上下发生较大波动,而且维护不健康的身体还要投入大量的卫生保健成本,贫困和低收入使健康状况更恶化。穷国或一国内的贫民还会遭受多样性剥夺,从而导致更糟的健康水平(世界银行,2000),所以贫困人口陷入了一个恶性循环圈:贫困导致了不健康的身体状况,不健康的身体状况会导致较低的经济收入水平,见图2-3。美国发展经济学家罗格纳·纳克斯认为,贫困国家是因为低收入无法创造经济发展所需要的储蓄,没有储蓄就没有投资和资本形成,其结果又导致该国的低收入和持久贫困(殷洁和张京祥,2008),这就是"贫困恶性循环"理论。"贫困—疾病"恶性循环理论正是建立在这个基础之上。

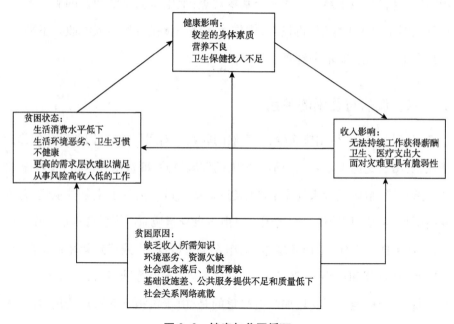

图 2-3　健康与贫困循环

第三章 农户的风险及疾病风险管理

第一节 农户的风险与风险偏好

一、农户的风险

德尔康和克里希南(Dercon 和 Krishnan,2000)提出了一个风险与脆弱性分析框架,陈传波(2005)对这个框架进行了详细的解释,并用于分析农户的风险。农户主要有三种风险类型:资产风险、收入风险、福利风险。资产风险指农户的物质资产可能面临自然灾害、社会冲突而受到损失,债权不清而不稳定。物质资产包括储蓄性资产和人力资本。储蓄性资产如现金存款和粮食储备。现金存款主要的风险是因通货膨胀而贬值,粮食储备风险是损耗及品质的下降而浪费。人力资本的风险是指由于健康及教育等原因可能失业。收入风险指农户利用资源从事的收入创造活动大多数是充满风险的。农业受自然风险(干旱、洪涝等自然灾害)与市场风险(农产品价格)的双重影响,还要承担农忙季节家庭劳动力生病耽误农事而造成的损失。农户收入的不确定性又影响着生产要素购买。福利风险是指收入向"能力"或福利转化风险。能否接近公共产品和社区资源具有不确定性,贫困或边远地区的农户享受公共产品的机会少,享受的学校教育或医疗机构的服务是低质的。政府救助和提供的安全网计划,常常供不应求。在经济萧条时期,农民非农工作机会减少,非农收入减少,也不可能获得失业救助。陈传波(2005)通过对108户农户的调查,发现农户对风险和困难的认知涉及其生活的方方面面:首先,大多数农户的经济困难来源于疾病、农业生产投入、学费。其次,部分农户面临着家庭生命周期困难,如建房、婚嫁、生育、死亡,少数农户甚至生活困难,自然灾害在特定年份的冲击,价格波动则主要体现于经济作物。由于恶劣的环境和终日劳作,农民患病的可能性极高,而生病后又因为缺钱或者缺医少药不能得到及时的救治而发展成为慢性病,伴随患者一生。

陈新建(2017)以适度规模开展种植业的农户作为研究对象,认为农户面临着自然风险、市场风险、金融风险、环境风险、社会风险和技术风险等几个主要的特定风险域。自然风险包含天气灾害、病虫害、地质灾害风险;市场风险包含生产资料、农产品、劳动力市场风险;金融风险包含资金投入、融资、农业保险风险;环境风险指生活环境人为因素的改变;社会风险包含道德风险、政策风险、食品安全、土地使用;技术风险包含技术应用、科技外部性、栽培技术风险。

农户面临的风险有不同的分类。维博格和朱廷(Weinberge 和 Jutting,2000)、史清华等(2004)、马小勇(2006)、徐锋(2000)将农户面临的风险按来源分为来自自然方面的和来自人为方面的风险。库克(Cook,2001)和徐锋(2000)按农户面临的经济困难是否可预见及可预见的程度,将农户家庭经济风险分为四类:第一类是确定性消费投资带来的家庭经济困难,这类事件往往一次性投入数额较大,因而给家庭资源较少尤其是现金收入较少的农户造成了较大的经济困难,但这类事件一般是可事先估算的,如建房与婚嫁;第二类是意外事件带来的家庭经济困难,这类事件投入数额大且难以事先控制支出额,属难以预先控制的不确定性问题,如大病医疗;第三类是经营风险损失带来的家庭经济困难,这类事件属于具有一定可预知性的风险性问题,但预测事件发生时所需要的信息不完整,如经营亏损;第四类是其他风险。

二、农户的风险偏好

黄季焜等(2008)指出中国农村是典型的小农经济,其表现出来的风险规避行为比一般的经济主体更强,这会影响其参与经济活动的偏好和行为。王宏州和黄季焜(2016)通过设计风险游戏的方式检验农民的风险偏好,采取多阶段随机抽样选择了4省648位农民,研究结论表明:大部分农民倾向于风险规避。无论是在基本风险还是在共担风险情况下[①],多数农民都会作出规避风险的决策,女性及年龄较高的农民表现更明显,其在基本风险时的保守程度更高。在涉及金额比较小的风险游戏中,绝大部分农民都表现出或多或少的风险规避;农民在共担风险时的风险厌恶程度比在基本风险时低。这个结论也在卡德纳斯·罗尔丹等研究者的研究中得到证明(Cárdenas-Roldán 等,2013)。皮莱格·奥伦等(Peleg-Oren 等,2009)也提出个体会根据其对其他共担组成员的了解和猜测来调整自身风险策略。在风险共担情况下更多农民倾向于作出更高风险的选择,从而相对应地提高了其预期收益;在基本风险态度相似的农民中,女性、社会资本或富裕程度较高的农民在共担风险时其规避风险的程度有所下降,更愿意选择高风险高收益的策略。相比于在基本风险时存在的明显劣势,女性和年龄较高的农民在共担风险时能够获得较有利的处境。

陈新建(2017)的研究结论也表明,面临确定性(如天气灾害风险、病虫害风险、生产资料市场风险等)或者是无法回避的风险时,农户表现出较高的风险偏好。在劳动力市场风险、融资风险、道德风险、技术应用风险等方面,农户表现出了较强的风险规避特征。农户的年龄与农户风险偏好之间呈现一定的负相关关系,随着农户年龄的增长,农户越规避风险,风险偏好水平越低。一般认为,受教育程度高的农户会更加理性地进行生产决策,于是会更加规避风

---

① 基本风险就是个人独立面对风险,共担分险就是多人共同来分担某种风险。

险,从而表现出较低的风险偏好水平。

现阶段农民抵抗风险的能力仍然较弱。提高农民应对重大风险的能力,需要进一步发展农业和医疗等保险,推动农民更多地参与创新和创业活动。如果多数农民参与到农民合作组织和合伙创业等集体活动中,通过集体共担风险方式增强个体抵御风险能力,就会促进农民参加风险和收益均较高的投资活动,提高收益。同时政府和社会多关注妇女和年老者等弱势群体,他们承担风险的能力较低,更应成为各种保险的对象,吸纳弱势群体加入专业组织等集体活动中,使弱势群体更有机会参与风险和收益较高的经济活动。

第二节　农户的风险管理及策略

一、风险管理

霍尔兹曼和乔根森(Holzmann 和 Jorgensen,2001)发展了社会风险管理(social risk management)理论,认为不同行为主体①面临着各种风险,各主体处理风险的能力或恰当的风险管理手段取决于风险的特征:风险的来源、相关性、频率和强度。风险可源于自然(如洪涝、地震疾病)或源于人类行为(如失业、环境恶化和战争)。风险在个体之间有可能是相关的,也可能是非相关的。风险有可能发生频率很低,但产生严重的福利影响(灾难性灾害),或者是风险发生频率高但是对福利影响低(非灾难性灾害)。风险管理的目标:一是最小化风险发生时的最大损失;二是最小化风险带来的低于最低消费的可能性;三是在给定的可变动水平下,最大化预期投资收益率。

二、风险管理策略

风险管理主体在三种层面下的主要风险管理策略见表3-1。

———————

① 包括个人、家庭、社区、非政府组织、政府。

表 3-1　风险管理策略

策略安排		非正式策略	市场策略	公共策略
风险预防		低风险生产活动 迁移 寻求卫生及预防疾病的活动	在职培训 金融知识学习 企业或市场相关的劳动规范	良好的宏观经济政策 职前教育 劳动市场政策 劳动规范 减少童工的政策干预 残疾人政策 艾滋病或其他疾病预防
风险缓和	分散性投资	多项工作 人力资本、物质资本、实物资产投资 社会资本投资(宗教仪式、礼尚往来)	多项金融资产投资 小额信贷	退休金制度 资产转让 保护贫困者的权利(特别是妇女) 支持金融市场触及贫困者
	保险	婚姻/家族 社区统筹 分担租用权 联合劳动	养老保险 残疾、意外或其他保险(如作物保险)	委托/提供失业、老年、残疾、事故幸存者等疾病保险
	套期保值	扩展家庭 劳动合同	—	—
风险处理		出售实物资产 找邻居借款 社区内转移/慈善 送孩子劳动 减少人力资本储备 季节性/暂时性迁移	出售金融资产 从银行借款	灾难救助 转移支付/社会援助 补助金 公共建设工程

1. 风险预防。风险预防措施一般发生在风险发生前,通过一定策略减少风险发生的可能性,有些来自公共政策方面的,如良好的宏观经济政策、职前教育中涉及卫生教育、劳动规范中强调职业操作规范预防安全事故的发生。有些来自个体的非正式策略,如主动回避高风险的生产活动、形成良好的卫生习惯、预防疾病的发生等对减少疾病的发生概率是有帮助的,风险预防并不能保证风险发生的概率降到零。

2. 风险缓和。当某些预防措施不能完全避免风险发生时,经常要采取行动以减少与之相联系的损失。作出一些安排以减少损失的可能性或降低损失发生时可能产生的损失，可以通过以下方式：（1）分散性投资。通过一系列的非完全相关的资产收入可以减少收入的变动。这就要求按不同的形式经营各种资产如物质、金融、人力和社会资本。对只能投入人力资本的个体，除了收入不佳的职业外，可以尝试在多样化的职业中获取最大回报。（2）非正式和正式保险。该方式的特点是通过大量的风险非相关的人群参与来分担风险。非正式保险得益于很少的信息不对称，正式保险的利益来自大量非风险相关人群。（3）套期保值。这更侧重于金融市场（如远期汇率合约），是基于假设的交易风险或支付的价格风险。该方式的原理在非正式或个人安排中得到体现，如多样化的家庭安排和一些劳动合同更类似于套期保值。在市场方面和公共政策方面不宜采取该方式，因为信息太不对称。

3. 风险处理。指风险发生后，采取策略来减轻风险对个人和家庭福利损害的影响。个人往往采取借款、迁移、出卖劳动力（包括让孩子劳动）。单个家庭无足够的储蓄来应付频繁的或灾难性的风险时，政府充当重要的角色，来帮助应对。

风险管理策略可在三个层次上运行，这三个层次包括非正式策略层次、市场策略层次、公共策略层次。非正式策略层次是在市场和公共策略供给缺乏的情况下产生；市场策略层次主要与金融资产的利用有关，如债券和保险合同等，金融资产通过市场机制的良好运作可提高家庭应付风险的能力；公共策略层次，当以非正式的、市场为基础的风险管理策略不存在、破坏或不正常运转时，政府可以提供或委托（社会的）保险项目（如灾难救助金、其他困难补助金）。

三、农户的风险管理策略

（一）常态性策略

作为风险回避者的农户，为了防范和分散风险及损失，发展了各种各样的风险防范和处理手段与策略。农户的这种风险管理策略一般按风险损失是否发生分为两大类，即"事前"策略和"事后"策略。在风险损失发生以前，通过改变生产活动的安排以保障家庭收入水平的稳定是农户防范风险的"事前"策略，包括日常的回避风险措施或风险最小化措施。例如，地块分散化、作物种植模式多样化、作物品种多样化、农业与非农业活动多样化等。其特点是通过在生产季节之前和生产期间调整生产和资源的使用来管理风险，从而保障稳定收入。当风险已经发生，收入下降，农户为防止家庭消费低于正常水平而采取的策略就是农户防范风险的"事后"策略。它是农户对风险所导致的实际收入低于预期收入的滞后反应。农村存在平稳消费的各种机制，如村内互助、季节性外出务工、消费贷款、变卖资产及接受救济等，这些机制与手段在平稳农户消费方面是有效的。

农户的风险处理策略具有等级性（陈传波和丁士军，2005），即从易得性、经济性转向不易得到不经济性的方式，这是一种按顺序推进的过程，各方式之间具有等级性。当农户遇到开支大的风险时，首先会动用家里的储蓄或现金来应付风险；但如果储蓄或现金不足时，会转向亲朋好友等社会网络关系内借贷；正常借贷不能应付时，则求助于高利贷；当农户背上沉重的债务以后，农户便进行"自我剥削"式的劳动，如延长劳动时间、从事以前不愿从事的工作、让孩子辍学打工等；仍无法有效缓解风险的影响时，他们就只好先变卖消费性资产以换取收入维持生计；然后再变卖生产性的资产来保证家庭正常运转的最低开支，这是一种相当不经济的行为，会影响农户今后生产的发展；当资产被耗费殆尽时则背井离乡，若迁移后仍无法获得稳定生活，则乞讨，甚至堕落或犯罪就成为生存的重要手段了。这是多数情形下一种大致的策略优先序，实际上每个家庭拥有的资源禀赋都不同，包括量的不同、质的不同和构成差异，因而在策略选择上可能具有不同的顺序排列。一般情况下，农户不仅采取一种策略或是等待一种策略用尽后再考虑下一种，而是多种策略同时并用。

（二）保障策略

风险可以分为可转嫁的风险和不可转嫁的风险，商业保险是转嫁风险的一种方式。可转嫁的风险又分为可保风险和不可保风险，如政治风险和失业风险。商业保险是无能为力的，所以是不可保风险。可保风险还面临被商业保险选择的问题，如果风险太大，商业保险可以拒绝。转嫁的成本太高，保险主体可能会选择风险自留。人们无时不面对着风险，虽然以市场为导向的商业保险制度存在，但并不是所有的风险都能由商业保险完成，有的必须由社会保障来转嫁风险。

消费者的近视行为。西方学者研究认为，消费者在进行消费决策时，更多地顾及到了眼前的利益，对潜在的风险考虑并不充分。卡干（Kagan）认为，可通过社会保障的强制"教育"效应，人们才能对未来的保障进行必要的积累。没有社会保障，消费者将很难依靠收入维持自己的养老支出。迈什（Mennesh）和贝尔南（Bernheim）分别在 1984 年和 1989 年的实证研究中指出只有当退休的日子临近，人们才意识到为退休的生活做必要的储蓄。政府的社会保障具有家长式的强制性，能纠正人们的近视行为，解决消费者自我保障的不足。

自我保障。自我保障是风险防范的主要形式，是特定的团体间通过非正式的合约或规范实现风险分担。自我保障包括三种主要形式：第一种是非正式合约，非正式合约是团体间（如家庭、社区、合作组织）在力所能及的范围内，以特别约定或道德规范形成某种不具法律约束力的规则，在参与者之间分担某种风险。这种保障形式有一定的规模限制，相对稳定。由于有道德风险，使这种保障形式难以持续。第二种是自我储蓄，自我储蓄虽然能缓解风险，但受个人收入能力的限制，特别是对于中低收入人群，储蓄资金极其有限，没有互助互济功能，不能化解大的疾病风险。第三种是购买私人保险，由于损失的概率未知性及道德失败和逆向选择的存在，且对参保人员参保前的身体状况有特别限定，私人保险市场存在市场失灵。由于非对称信息的广泛存在，私人保险计划中包含着难以避免的外部性——高风险客户对不利信息的隐瞒可使保险价格上涨导致低风险客户的负外部性。私人保险不能实现缓解贫困和满足社会公平的要求。私人保险难以完成社会保障的基本使命。

四、农户的疾病风险管理

农村居民疾病风险管理时,要根据不同疾病的发生概率和损失后果严重程度的不同,采用不同的风险管理工具和措施。目前使用的风险管理技术,主要包括预防型、补偿型管理和应对型的风险管理工具。

预防型的风险管理工具通常在风险损失发生之前实施,包括公共卫生政策、环境保护政策等。目前,此类风险管理工具主要为政府应用,体现在政府卫生支出上,包括卫生事业费、中医事业费、食品和药品监督管理费、计划生育事业费、高等医学教育经费、医学科研经费、预算内基本建设经费、卫生行政和医疗保险管理费、政府其他部门卫生经费、行政事业单位医疗经费、基本医疗保险基金补助经费等。

补偿型的风险管理工具是在风险损失发生之前作出的财务安排,包括正式的和非正式的保险机制,其特点是通过集中大量独立的风险单位,共筹资金,形成风险补偿基金,从而对发生风险损失的单位给予经济补偿,使其达到或接近损失前的福利水平。正式的保险机制主要包括政府主导下的社会保险制度和基于市场机制下的商业保险契约;非正式的保险机制形式各异,以社会网络关系内的人员结成互助关系。目前我国农村的医疗社会保险制度就是新农合制度,而基于市场机制下的商业保险契约则体现为商业健康保险产品和服务。

应对型的风险管理工具一般在风险发生之后实施,用于减轻风险所造成的不利后果。政府在帮助人们应对风险方面发挥着重要的作用,主要体现在医疗救助制度上。从风险管理主体来看,主要包括市场主体、政府、个体家庭等。市场层面管理疾病风险主要是通过商业健康保险途径;政府主要是调整卫生费用结构,优化资源配置,兼顾效率与公平;农村居民个人和家庭要树立疾病风险意识,在日常的生活中注意疾病的预防控制和身体健康的改善,并积极参与与利用市场和政府提供的资源,以较低的成本获得较高的保障(张芳洁和刘淑敏,2012)。

非正式风险分担机制有以下几个方面表现(刘祚祥,2008):(1)非正式保险对正式保险的排挤。中国人受传统的儒家文化影响,人们普遍重亲情、感情等,关系网起着重要作用。未受计划生育限制时,高生育率导致了大家庭的存在,强化了家庭的关系网。我国农村长期的保障制度缺失催生了非正式风险分担机制,非正式风险分担机制一旦形成就会对正式保险有一定的排斥作用(蒋远胜等,2003)。家庭保障一方面在社会保障缺失的情况下为农村居民提供了一定程度的生活保障,另一方面对在农村地区建立横向团体互助的保障形式如合作医疗,尤其是风险型合作医疗构成了阻力和障碍(吴明和张振忠,2000)。赵忠(2006)通过健康与营养关系的研究得出结论,在我国,农村家庭越大,家庭成员的健康状况就越好。这个结论在一定程度上反映了农村大家庭能共享更多资源、分担更多风险。(2)对医疗保障的认可因收入等原因而不同。樊桦(2002)认为,在主要依靠土地收入的地方,农民更易接受医疗保障如合作医疗,而有非农业收入来源的农民对参加新农合等医疗保障兴趣不大。乐章(2005)认为,在大多数农民已经解决温饱的今天,疾病风险是农民面临的最大风险。农民在应对疾病风险策略上除了自我保障、土地保障、家庭保障以外,主要依靠家庭网络和社区内人际网络提供的保障,初期的农村合作医疗似乎不受农民欢迎。(3)随着市场经济的进一步发展,传统的家庭分担机制受到了严峻挑战。商业保险作为一种风险分摊的保障模式已引起农民的高度重视,农民开始选择运用商业保险来分担家庭积聚的各种风险,从农民购买的保险种类看,主要为医疗保障险种(史清华等,2004)。(4)考虑到我国农民购买力低的现实状况,我国农村医疗保健服务中介其实并不适宜采用市场化的医疗保险,而在于政府加大对农村医疗的投资力度,加强农村的合作医疗建设(王遥平和李信,2004)。

第四章 农户的疾病风险与影响实证

农民的劳动环境、生活条件、医疗服务可及性等因素使农民的疾病与伤害风险较高。农村的女性、老年人、文化程度较低者这类人群的疾病与伤害风险也相对较高。另外,家庭经济越是贫困,家庭成员健康状况越差,其疾病风险就越大。越是山区或丘陵地区,离最近医疗点距离越远的农民所面临的疾病风险越大(乐章,2005)。第五次国家卫生服务调查数据(2013)显示,农村的疾病风险由急性可治疗的传染性疾病向慢性非传染性疾病转化。疾病将带来损失,疾病风险损失是由疾病风险的发生概率和损失后果严重程度共同决定的。有的疾病虽然损失后果很严重,但是发生概率很小,因而由两者共同决定的风险值较小;有的疾病虽然损失后果不严重,但是发生概率很大,因而由两者共同决定的风险值较大。本章通过样本数据,明晰贫困地区农户的疾病风险特征。

第一节 数据来源及介绍

一、数据来源

农户调查数据。本章研究采用的农户调查数据源于两个部分:一是利用了 POVILL① 项目数据中湖北省红安县的 HARHS 数据及 HAIDI 数据,笔者参与了其中的调研。二是笔者带队调查了湖北省恩施土家族苗族自治州(以下简称恩施州)宣恩县的部分农户,形成了调查数据 XERHS。

机构调查数据。调查了包括村卫生室、乡镇卫生院、新型农村合作医疗管理办公室(以下简称合管办)、财政局社会保险科等单位,形成了调查数据。

文献资料。课题组采用的文献资料主要有"第三次、第四次、第五次国家卫生服务调查数据",《中国卫生统计年鉴》及相关研究文献资料。本章研究对文献资料的引用将在文中予以注明,未注明的均来自实地调查数据。

二、数据介绍

湖北省红安县的 HARHS 和 HAIDI 数据是 POVILL 项目数据的一部分。POVILL 项目的中国数据是由中南财经政法大学的丁士军教授主持,由中南财经政法大学、中国人民大学、华中科技大学同济医学院、华西医科大学、华中农业大学、卫生部卫生经济研究所等单位的 40 多名师生组成的调研团队完成的调查,笔者参与了调查。

湖北省红安县的 HARHS 数据,采取多阶段抽样方法,先是通过简单随机抽样,抽取了红安县里的 3 个乡镇,再在每个乡镇采取随机抽样选择 10 个村,然后每个村随机选择 100 户左右的农户进行问卷访谈,HARHS 数据的有效访谈农户为 3043 户农户样本。反映农户 2006 年的家庭信息,访谈时间在 2007 年。调查问卷设计了家庭经济状况、家庭成员的基本信息、家庭成员的健康信息、对医疗

---

① 欧盟第六轮科技合作框架计划资助项目"保护农村贫困人口免受疾病的经济影响:亚洲转型国家的挑战"(以下简称 POVILL,项目编号为 INCO-CT-2005-517657)。该项目在中国进行了大规模的农户调查,样本选择了湖北的红安、孝昌,四川的阆中、富顺共四县,每县随机选择三个乡镇,再在每个镇随机选 10 个村,每个村整群抽三个组,然后随机选择 100 户左右的农户,总计约 12000 户进行快速访谈形成快速调查(Rapid Household Survey,RHS)数据。在大样本中按 5%的比例抽出 600 户左右的大病农户进行深度访谈(In Depth Interview,IDI)形成大病样本数据。调查时间在 2007 年。

保障项目的认识等内容,完成一份问卷的调查耗时约 10 分钟,称为快速调查。

　　湖北省红安县的 HAIDI 数据,是在第一阶段 HARHS 数据的基础上,选择家庭成员生了大病的农户,俗称"大病户",按 5% 的比例在 3043 户农户中抽选出样本,最终选择了有效样本 165 户。对这部分农户进行半结构问卷访谈,由农户重塑其家庭大病成员生病治疗的情况,如发病过程、治疗过程、治疗资金的来源、疾病对家庭生计的影响等,由农户自主叙述,调查人员对关键问题追问及记录。每个农户的访问时间估计在两个小时,所以又称为深度访谈。调查时间在 2007—2008 年完成。

　　XERHS 数据是课题研究所完成的调查数据,调查在恩施州宣恩县的 ZS镇和 CMY 乡进行。ZS 镇靠近县城交通便利,CMY 乡是该县离县城最远的乡,交通条件较差,2 个乡镇代表了不同基础条件下的办医情况。在乡镇分别随机选择 3 个村,再在每个村选择 10 户左右的农户调查,重点选择有家庭成员生病的农户,最后形成了 69 户有效调查样本。问卷调查了户内的生病人员信息、生病治疗花费、对新农合及医疗救助制度的认识等,每户调查的时间约为 10 分钟。该调查是在 2013 年进行的,收集的是 2012 年的截面数据。调查人员由笔者所在高校的老师、研究生、本科生组成。XERHS 数据与 HARHS数据的差别在于前者的调查目的是了解农户目前对新农合等医疗保障制度的了解情况、疾病治疗费用的支出和新农合的报销等相关信息。后者的调查数据非常丰富,涉及农户的生病、治疗过程、治疗费用及来源、家庭收入、家庭成员信息、家庭成员生病对家庭的影响等。

　　机构调查数据。机构主要有村卫生室、乡镇卫生院、恩施州合管办、恩施州财政局社会保险科等单位。样本乡镇的选择采用了重点调查的方式,选择两个基础条件不一样的乡镇进行调查比较。珠山镇是县城所在地,经济条件好于其他乡镇。椿木营乡是该县较偏远且经济条件较差的乡。选出 2 个乡镇后,采取随机方式又分别在每乡镇选 2 个村,对村卫生室进行调查,获得其医疗服务的相关资料。通过对乡(镇)、村医疗卫生机构的调查,了解乡(镇)、村医疗机构发展问题;对恩施州合管办的访谈,了解新农合制度及农户的受益情况等;对恩施州财政局的访谈,了解财政对医疗机构及农户的医疗保障的投入情况。对这些机构的调查都是通过关键人物的描述或用其提供的数据。

第二节　样本简介

一、样本地区概况

红安县是湖北省黄冈市辖县,原名黄安县,位于省境东北部,鄂豫两省交界处。地跨东经 114°23′—114°49′,北纬 30°56′—31°35′。面积 1796 平方千米,全县均为半山半丘陵地区。红安县是最早的国家级贫困县之一,属于大别山集中连片特困地区,是著名的革命老区,红色根据地,"中国第一将军县"。花生、烟叶、茶叶、红薯、板栗是当地特产。2016 年,全年实现地区生产总值140.92 亿元,全年财政总收入 34.6 亿元。三次产业结构比为 18.45 ∶48.42∶33.13。全年农村居民人均可支配收入 9537 元,农村居民恩格尔系数为 39.4%。① 全县户籍总人口为 66.07 万人,医疗保险参保率为 99.2%。2016 年年底,全县贫困人口 74088 人,全县贫困发生率为 11.2%。红安县于2018 年 8 月由湖北省政府发文宣布,脱贫摘帽,退出贫困县之列。

宣恩县是湖北省恩施州辖县,位于省境内西南边陲,地处武陵山和齐岳山的交接区。位于东经 109°11′52″—109°55′34″,北纬 29°33′18″—30°12′13″,面积2740 平方千米,海拔在 356—2014 米,境内海拔 1200 米以上的高山占全县总面积的 25.69%,海拔 800—1200 米的二高山占 47.12%,800 米以下低山占27.19%。属于武陵山连片特困区,有土家、苗、汉、侗族等 32 个民族,少数民族人口占 60%。先后被国家列为重点扶持贫困县、"八七"扶贫攻坚县和新一轮扶

---

① 2016 年湖北省红安县国民经济和社会发展统计公报数据。

贫开发重点县。产业以烟、茶、果、蔬菜、生猪养殖为主。2016 年,全县实现生产总值 60.24 亿元。三次产业结构比为 25.5∶28.6∶45.9。全年地方财政总收入4.63 亿元。全年农民人均可支配收入 8550 元,农村居民恩格尔系数 39.9%。总人口 36.11 万人,农村外出从业人员 8.06 万人,参加新农合人数达 24.44 万人,参合率 99.22%。农村低保人口 14380 人,全县贫困人口 6.4 万人。贫困发生率为 17.8%。宣恩县于 2019 年 4 月由湖北省政府发文宣布退出贫困县之列。

上述两县分处湖北省东、西部。红安县以丘陵地貌为主,人口是宣恩县的两倍,经济规模较宣恩县大。宣恩县主要为山地,面积比红安县大。红安县开展新农合的时间早于宣恩县。选择上述两县为样本,研究疾病对农户的重要影响及卫生投入的非充分性问题,具有一定的代表意义。对比国家卫生服务调查数据,两县经济状况与第四类农村①接近(见表 4-1)。

表 4-1　不同年份的各类农村农民年人均纯收入　　　　(单位:元)

调查年份	全国农村	一类农村	二类农村	三类农村	四类农村	宣恩县	红安县
2013	8896	15072	9468	7877	6107	5173	5641
2008	4932	6398	5076	4734	2784	2486	3096
2003	2175	3163	2187	1938	1187	1480	1986

注:表 4-1 中宣恩县、红安县数据来自当地统计公报,一、二、三、四类农村收入数据来自国家卫生服务调查数据(2008),但 2013 年一、二、三、四类农村收入数据由全国农村数据(http://www.360doc.com/content/15/ 0203/11/276037_445915998.shtml)排序后分别取 25%数据计算平均数得出。

二、样本农户基本情况

(一)红安县农户基本情况

红安县的 HARHS 数据共调查农户 3043 户,记录有 12712 人的信息,户均

---

① 第四次国家卫生服务调查根据社会经济因子由高到低将农村分为一、二、三、四类地区。一类地区经济状况最好,四类地区最差。

4.18 人(包括在外打工及户口在本地的人口)。按性别统计。男性 6766 人占
53.23%,女性 5946 人占 46.77%,男性多于女性。按年龄统计。15—25 岁年
龄段比例为 26.51%,该年龄段人数最多。65 岁及以上的比例为 9.7%,已突
破 7% 这个标志着进入老龄化社会的指标值(李珍,1998),表明样本地区农村
已进入老龄化乡村阶段。

按文化程度统计。小于 15 岁的,因处于学龄阶段,文化程度未作统计。
家庭人口中初中文化程度占比最大,为 37.99%,初中及以下文化的比例高于
初中以上的,总体文化程度不高。女性文盲比重(17.52%)远远大于男性文
盲比重(5.98%),其他文化程度,女性比例小于男性,由此可见,贫困地区农
户中,男性上学的机会高于女性。

按职业分布统计。14 岁及以下的未统计。自家务农的人口比重较高,占
37.63%,务农人群的年龄一般在 45 岁及以上,其中 65 岁及以上还从事农业
生产的占 3.58%。从事非农业的普通工人和技能工人的比重占 32.63%,其
中 35 岁及以下的占了多数,这部分人基本在外打工。职业分布见表 4-2。

表 4-2 分年龄统计的职业分布 (单位:%)

年龄	自家务农	农业打工	非农业普通工人	技能工人	自办企业	政府部门	自家务活	学生	不干活	其他	合计
15—24 岁	0.65	0.08	8.95	4.81	0.27	0.41	0.33	10.30	0.40	0.31	26.51
25—34 岁	2.50	0.02	6.15	4.33	0.71	0.23	0.89	0.08	0.30	0.07	15.28
35—44 岁	9.78	0.18	3.96	2.10	0.83	0.30	1.03	0.00	0.20	0.06	18.44
45—54 岁	12.57	0.17	1.34	0.69	0.58	0.39	1.57	0.00	0.45	0.08	17.84
55—64 岁	8.55	0.11	0.19	0.07	0.18	0.08	2.21	0.00	0.79	0.05	12.23
65 岁及以上	3.58	0.05	0.03	0.01	0.06	0.06	3.27	0.00	2.56	0.08	9.70
合计	37.63	0.61	20.62	12.01	2.63	1.47	9.30	10.38	4.70	0.65	100.00

(二)宣恩县农户基本情况

宣恩县 XERHS 数据,调查了 69 户农户,户内总人口 282 人,户均 4.08

人,有劳动能力的 155 人,户均 1.08 个劳动力。65 岁及以上的 41 人,15 岁及以下的 48 人。还有 29 人处于劳动年龄段,但没有劳动能力,即处于因病失能的状态,占总人口的 10.3%。从事农业的 93 人,占总人口的 32.98%,从事非农业的 62 人,占总人口的 21.99%。

户主年龄处于 45—54 岁的占多数,达 30.4%,户主文化程度多为初中及以下,占 85.5%。户主职业为务农的占 75%,在外打工的占 15%,10% 的从事其他工作。

访谈对象不完全是户主,表 4-3 是分年龄统计的访谈对象性别分布,访谈对象男女比例基本相同,各年龄段的人数分布比较均匀。所以访谈对象对课题组所设计的调查问题的回答具有代表性。

表 4-3　分年龄统计的访谈对象性别分布　　　（单位:人）

访谈对象年龄组	男	女	合计
24 岁及以下	1	1	2
25—34 岁	3	3	6
35—44 岁	6	9	15
45—54 岁	10	6	16
55—64 岁	8	9	17
65 岁及以上	7	6	13
合计	35	34	69

第三节　农户的疾病风险性

一、农户健康状况自评

红安县 HARHS 数据,问卷设计了让被访者对全家人的健康状况进行评价,有五个等次,即非常差(死亡是健康状况非常差的特例,单独列出)、比较差、一般、比较好、非常好。最近一年内因病死亡的人也进行了统计。评价参照的标准是同村同龄其他人。健康状况在一般以下水平的(不包括一般)比例为 25.9%(包括死亡,死亡是健康状况非常差的极端表现),这部分人的健康存在风险,其中女性的健康处于一般以下水平的比例(13.31%)要略高于男性(12.59%)。结果见表4-4。

表4-4　分性别统计的健康状况　　　　(单位:%)

性别	死亡	家人评价的健康状况					合计
		非常差	比较差	一般	比较好	非常好	
男	0.24	2.19	10.16	16.77	19.35	4.52	53.23
女	0.25	1.53	11.53	15.35	15.57	2.54	46.77
合计	0.49	3.72	21.69	32.12	34.92	7.06	100.00

第四次国家卫生服务调查数据①(2008)显示,农村居民回答健康有问题的比例均高于城市居民,尤其是在"疼痛/不舒服"和"焦虑和抑郁"两个方面。贫困农村人口的自评健康状况比城市和经济条件好的农村自评健康状况要差。在农村地区,除疼痛/不舒服方面外,欠发达地区(三类、四类农村)居民回答有健康问题的比例高于发达地区农村(一类、二类农村)。第五次国家卫生服务调查(2013)数据显示,城乡居民疼痛/不舒适方面自评有问题的比例较 2008 年明显增加。

年龄与健康的关系。健康状况比较好的是 15—24 岁,有 50.34%的人自评身体比较好。自评身体健康状况非常好的比例最高是 15—24 岁,过了该年龄段,随年龄上升健康状况好的比例开始下降。身体状况比较差的比例随年龄呈"√"状,即年龄较小时健康状况差的比例高,到青壮年时健康状况差的

---

① 由于调查的时间与第四次国家卫生服务调查数据(2008)的时间相近,所以书中有些比较是基于第四次国家卫生服务调查数据。

比例达到最低点,然后随年龄增长,健康状况差的比例逐渐升高。非常差的状况在年龄超过 35 岁以后呈直线上升趋势。比较差和比较好的身体状况随年龄变化的波动幅度最大。变化比较均匀的是健康状况一般的曲线。死亡的变化情况因死亡人数不多,表现的变化趋势不明显,年龄在 65 岁及以上死亡的比例是最高的。各年龄段健康状况比例参见表 4-5。

表 4-5　分年龄统计的健康状况　　　　　　　（单位:%）

性别	死亡	健康状况					合计
		非常差	比较差	一般	比较好	非常好	
0—4 岁	0.00	1.38	8.48	34.32	44.38	11.44	100.00
5—14 岁	0.00	1.42	12.35	33.31	44.78	8.14	100.00
15—24 岁	0.07	1.16	7.55	28.75	50.34	12.13	100.00
25—34 岁	0.06	2.15	10.06	30.04	46.54	11.15	100.00
35—44 岁	0.10	3.61	25.36	36.43	30.23	4.27	100.00
45—54 岁	0.57	5.75	35.73	34.59	20.59	2.77	100.00
55—64 岁	0.76	7.46	39.98	32.53	17.52	1.75	100.00
65 岁 及以上	3.37	9.17	41.72	28.71	13.94	3.09	100.00
合计	0.49	3.72	21.69	32.12	34.92	7.06	100.00

经济状况与健康的关系。为了考察农户的家庭经济状况,调查完毕后,请村干部对被调查的农户进行家庭经济状况评定①,按富裕、一般、贫困三个等级评价。评价的标准参照农户所在村的平均收入水平,高于平均水平的是富裕家庭,低于平均水平的是贫困家庭,持平的是一般家庭。统计分析发现,农户家庭经济状况具有对称分布特点,即富裕户与贫困户的比例差不多各占调查人口的 18%,经济状况一般的人口比例最大。将健康状况与经济状况列联

---

①　经济状况依农户自评或调查人员的评价都会有偏差。我们在调查时请当地的村民小组长对该村的样本农户家庭经济状况作了评价,更具有客观性。

表分析,身体健康状况的分布明显与经济状况有关,经卡方检验,在统计学上具有显著性($x^2 = 230.25$, $P = 0.000$),即家庭富裕的居民健康状况比较好、非常好的比例明显高于贫困家庭的人员在该健康级别的比例。身体状况非常差、比较差的人口比例,富裕人口比贫困人口的低。经济状况一般的人群在各健康级别的分布比例都最高,与该经济状况人口基数大的情况相符合。详见表4-6。

表4-6　家庭经济状况与健康状况关系

健康状况	家庭经济状况（%）				x^2 值	P 值
	富裕	一般	贫困	合计		
死亡	0.03	0.26	0.19	0.48		
非常差	0.36	2.08	1.27	3.71		
比较差	3.08	13.67	5.01	21.76		
一般	5.83	20.39	5.76	31.98	230.25	0.000
比较好	7.27	22.23	5.56	35.06		
非常好	1.82	4.22	0.97	7.01		
合计	18.39	62.85	18.76	100.00		

二、两周患病风险

国家卫生服务调查把下列情况定义为患病:(1)自觉身体不适,到医疗卫生机构就诊治疗;(2)自觉身体不适,未去医疗卫生机构就诊治疗,但自服药物或采取一些辅助治疗;(3)自觉身体不适,未去医疗卫生机构就诊治疗,也未采取自服药物或辅助治疗,但因身体不适休工、休学或卧床一天及以上者。

自我报告的"两周患病"表现如下:(1)两周内自觉身体不适,到医疗卫生机构就诊治疗过;(2)两周内自觉身体不适,未去医疗机构就诊治疗,但自服药物或采取了一些辅助治疗;(3)两周内自觉身体不适,未去医疗机构就诊治疗,也未采取自服药物或辅助治疗,但因身体不适休工、休学或者卧床一天及以上者。上述三种情况有其一者,认为是"两周患病"。通过询问访问对象前两周内家庭人员健康状况来估算两周患病率,用每百人两周内患病人数或者例数(人次数)来表示,本书采取每百人两周内患病例数来表示两周患病率,同国家卫生服务调查的统计方式一致。

根据 HARHS 数据,在 12650 人中反映调查前两周患病的例数有 3850 例,两周患病率为 30.4%,远远高于第四次国家卫生服务调查的四类农村的两周患病率(15.0%),表明 POVILL 调查的贫困地区疾病风险更大。从国家卫生服务调查 1993 年、1998 年、2003 年、2008 年统计数据(见表 4-7)分析,两周患病率在前三次的调查中波动不大,在第四次调查时有较大幅度的上升,表明两周疾病风险依然严重。

表 4-7　调查地区居民两周患病率　　　　　　　(单位:%)

调查年份	城乡合计	城市合计	农村合计	大城市	中城市	小城市	一类农村	二类农村	三类农村	四类农村
2008	18.9	22.2	17.7	29.7	18.7	16.9	18.9	16.7	19.0	15.0
2003	14.3	15.3	14.0	16.5	16.1	13.4	12.8	13.3	16.0	12.4
1998	15.0	18.7	13.7	22.4	15.9	17.0	13.3	13.7	15.4	11.5
1993	14.0	17.5	12.8	20.1	18.7	13.9	12.4	13.8	12.2	12.7

年龄与经济状况对两周患病影响。在两周患病情况下,对年龄与经济状况列联表分析,进行独立性检验。发现年龄与经济状况影响了两周患病,统计学上具有显著意义($x^2 = 54.34$, $P = 0.000$),35 岁及以上贫困人口的两周患病率显著高于该年龄段富裕人口的两周患病率,显示出年龄、经济状况与两周患病的相关性。具体可参见表 4-8。

表4-8　年龄、家庭经济状况与两周患病的相关性

年龄	家庭经济状况（%）				χ^2 值	P 值
	富裕	一般	贫困	合计		
0—4 岁	0.82	2.16	0.34	3.32		
5—14 岁	1.68	5.12	1.69	8.49		
15—24 岁	0.96	2.96	0.99	4.91		
25—34 岁	0.68	2.47	0.77	3.92		
35—44 岁	2.42	10.78	3.14	16.34	54.34	0.000
45—54 岁	4.39	15.92	4.86	25.17		
55—64 岁	3.77	12.18	4.73	20.68		
65 岁及以上	2.03	10.18	4.96	17.17		
合计	16.75	61.77	21.48	100		

持续时间、家庭经济状况与两周患病率关系。在两周患病中有64.7%的病是持续到两周内的慢性病,两周内发生的急性病占31.71%,两周前发生的疾病延续到两周内的急性病占3.59%。疾病持续时间、家庭经济与两周患病的关系经卡方检验有统计上的显著性($\chi^2 = 26.471$, $P = 0.000$),即三者是有关系的,贫困患者持续到两周内慢性病的比例显著高于富裕患者。可能是经济原因导致贫困患者的疾病在病发初期未及时、彻底地治疗,导致疾病发展成慢性病并延续到两周内。持续时间、家庭经济状况与两周患病率关系见表4-9。

表4-9　持续时间、家庭经济状况与两周患病率关系

两周患疾病类型	家庭经济状况（%）			合计	χ^2 值	P 值
	富裕	一般	贫困			
两周内急性病	6.31	19.66	5.74	31.71		
延续到两周内急性病	0.31	2.55	0.73	3.59	26.471	0.000
持续到两周内慢性病	10.13	39.56	15.01	64.70		
合计	16.75	61.77	21.48	100.00		

疾病类型。两周患病按疾病系统分类统计患病率,处在前五位的分别是呼吸系统、肌肉骨骼结缔、消化系统疾病、疾病名不详、循环系统疾病。呼吸系统疾病占的比例(32.83%)大大高于其他系统的疾病。在处于前五位的疾病中,值得关注的是疾病名不详的比例较高(12.1%)。疾病名不详是指被访者不能说出患者得的什么病,只能说出疾病的症状。疾病名不详比例较高,说明了贫困地区农村很多疾病并没有得到确切的诊断,原因是要么没有经过更高技术水平的医院诊断,采取了头痛医头、脚痛医脚的治疗方式,疾病没有得到对症治疗。要么就是虽然感觉不舒服,但没有大的影响而不进行治疗。两周患病的疾病系统见表4-10。

表 4-10　按疾病系统分类的两周患病率

疾病类别	病例数	比例(%)
呼吸系统疾病	1264	32.83
肌肉骨骼结缔	524	13.61
消化系统疾病	480	12.47
疾病名不详	466	12.10
循环系统疾病	388	10.08
泌尿生殖系统	149	3.87
皮肤皮下组织	103	2.68
损伤和中毒	80	2.08
血液造血器官	80	2.08
眼及附器疾病	76	1.97
神经病	66	1.71
传染病	55	1.43
内分泌、营养和代谢疾病及免疫疾病	38	0.99
精神病	34	0.88
耳和乳突疾病	17	0.44
恶性肿瘤	16	0.42
良性肿瘤	10	0.26
其他	4	0.10
合计	3850	100.00

三、慢性病风险

顾秀英和胡一河(2003)对慢性病的定义被广泛使用,即慢性病是慢性非传染性疾病,不是特指某种疾病,而是对一类起病隐匿、病程长且病情迁延不愈、缺乏确切的传染性生物病因证据、病因复杂,且有些尚未完全被确认的疾病的概括性总称。主要包括心脑血管疾病、肿瘤、糖尿病、慢性阻塞性肺疾患、骨质疏松症、慢性肝肾疾病、慢性骨关节病和先天异常等疾病。其最显著的特征是病症持续时间长、难治愈、病性反应时轻时重,需要长期依赖药物或其他方式来缓解不适。

国家卫生服务调查对"慢性病患病"的定义如下:通过询问被调查者在前半年内有经过医务人员明确诊断的各类慢性疾病,包括慢性感染性疾病(如结核等)和慢性非感染性疾病(如冠心病、高血压等),或半年以前经医生诊断有慢性病并在调查前半年内时有发作同时采取了治疗措施如服药、理疗等,即认为患"慢性病"。慢性病患病率有两个定义:一是调查前半年内的患病人数与调查总人数之比;二是调查前半年内患病例数(一个人最多可填三种疾病)与调查总人数之比,用百分率或千分率表示(卫生部统计信息中心,2004a)。

通过五次国家卫生服务调查数据比较发现(见表4-11),农村地区按患病人数计算慢性病患病率,前三次统计的患病率变化不大,维持在10.5%左右,第四次、五次统计的慢性病患病率有较大的增长,特别是第五次增长幅度更大;按患病例数计算慢性病患病率,农村地区的慢性病患病率总体上也呈增长的趋势,第四次、五次统计的指标增长也很明显。五次调查统计结果显示,城市居民的慢性病患病率高于农村,但农村的慢性病患病率近年增长速度更快。通过对《中国卫生统计年鉴》和《国家卫生服务调查》相关数据的研究,恶性肿瘤、脑血管病、心脏病、高血压和糖尿病是我国常见的主要慢性非感染性疾病,不但患病率高,而且有较高的伤残率和死亡率。恶性肿瘤、脑血管病和心脏病死亡率在城市和农村均排在前3位。

表 4-11　五次国家卫生服务调查居民的慢性病患病率　（单位:%）

调查年份	城乡合计	城市	农村
按患病人数计算			
2013	24.5	26.3	22.7
2008	15.7	20.5	14.0
2003	12.3	17.7	10.5
1998	12.8	20.1	10.4
1993	13.2	19.1	10.6
按患病例数计算			
2013	33.1	36.7	29.5
2008	20.0	28.3	17.1
2003	15.1	24.0	12.1
1998	15.8	27.3	11.8
1993	17.0	28.6	13.1

资料来源:卫生部统计信息中心(2009,2014)。

利用 HARHS 数据分析,慢性病患病例数为 2491 例,占总调查人口 12650 人的 19.69%。利用宣恩县 XERHS 数据,调查的 69 户农户中反映家庭有慢性病的有 54 户,占调查户的 78.3%(比例偏高的原因是选择 69 户样本时重点选择了有家庭成员生病的农户)。课题组调查的贫困地区慢性病患病率显然高于国家卫生服务调查的相关数据。有些慢性病已成为影响农民家庭经济状况的主要因素。调查地区的慢性病主要是高血压、胃肠炎、类风湿关节炎、椎间盘疾病、慢性阻塞性肺病。疾病特点与全国调查的疾病特点有重合性,区别也较明显,表明了疾病的地方性特点。

四、大病患病风险

对于大病的认定问题,不同的主体有不同的评判标准,无法统一。

(一)大病的认定

1. 农村居民认定的大病

什么是大病? 调查组在农村组织了焦点小组访谈,选择村中的明白人,采取集体座谈的形式,就他们心中认为的大病给出一个评价标准。群众给出了以下一些判断大病的标准:"要到县级及以上医院进行治疗的病""住院花费达到 5000 元以上的病""胃癌、肝癌、乙肝、脑溢血、住院、肺癌、心脏病、致命的病、撞伤""常年治疗的慢性病"等,各人有各人的标准。

具体归纳为需要住院治疗,看病需要上千元,某些特定疾病如胃癌、肝癌、肺癌等,伤残疾病,要到县级及以上级别的医院治疗等疾病被农民认为是大病。

2. 政策认定的大病

卫生部发布了《卫生部关于加快推进农村居民重大疾病医疗保障工作的意见》(卫政法发〔2012〕74 号),该文件将下列疾病列入了重大疾病保障范围:儿童先天性心脏病、急性白血病、终末期肾病、妇女乳腺癌、宫颈癌、重性精神病、艾滋病机会性感染、耐多药肺结核、肺癌、食道癌、胃癌、结肠癌、直肠癌、慢性粒细胞白血病、急性心肌梗塞、脑梗死、血友病、I 型糖尿病、甲亢、唇腭裂。湖北省卫生厅、财政厅、民政厅印发的《湖北省提高农村居民重大疾病医疗保障水平试点工作实施方案(试行)》中将上述 20 种疾病指定为重大疾病。指定这些为重大疾病是因为这些疾病治疗药费较多,患者难以承担。先由新农合按照不低于 70% 的比例进行补偿,对补偿后个人自付超过大病保险补偿标准的部分,再由城乡居民大病保险按照不低于 50% 的比例给予补偿,力争避免农村居民发生家庭灾难性医疗支出。

3. 学者认定的大病

大病可以从医学和经济学上给予一定的评判。医学的定义更偏重于疾病对身体的机能损伤严重程度标准。经济学给予的定义可能更偏重于疾病所导致的经济损失。本章研究主要从经济上的花费来评价是否为大病。从经济角度给予定义的有:王志锋等(1997)认为,大病是需要住院的、治疗费用较多的疾病;高梦滔等(2005,2006)、孙昂和姚洋(2006)将住院治疗、总花费在 5000 元及以上的疾病视为大病;侯文静(2005)认为,医疗支出超过 1500 元的疾病为大病;杨金侠等(2005)认为,大病不仅看绝对量,还要看患者的经济承受能力。所以对于大病并没有一个很标准、统一的定义,根据社会的发展,疾病的可治愈性发生改变,从而对大病的定义会有新的变化。

4. 本书认定的大病

综合考虑疾病对家庭影响及调查地区的收入情况,本书划分大病的标准利用 POVILL 项目标准:一是家庭劳均①住院费用大于等于 1000 元;二是家庭劳均住院费用小于 1000 元且劳均门诊费用大于等于 1000 元;三是家庭劳均住院和门诊费用均小于 1000 元,但是因病误工或卧床超过三个月以上的。出现以上三种情况之一的农户都可称为大病农户。按此标准所统计的 HARHS 调查户中大病户共有 1915 户,报告大病病例 3536 例,以总病例数除以统计人数得到大病患病率为 28%,其中住过院的病例为 493 例,住院率为 13.9%。

(二)各因素影响下的大病风险

按性别和家庭经济状况分析大病风险。大病风险与性别、家庭经济状况的关系,按患病例数分析,贫困人口发生大病的比例 23.95% 要高于富裕人口发生大病的比例 14.62%,说明贫困人口更易发生大病。女性发生大病的比例 51.84% 高于男性发生大病的比例 48.16%,说明大病偏向女性。通过对经济状况与性别列联表分析,经卡方检验,两者在统计学上具有显著性($x^2 =$ 6.776,$P = 0.000$)。具体数据见表 4-12。

表 4-12　性别和家庭经济状况影响下的大病患病率

性别	家庭经济状况(%)			合计	x^2 值	P 值
	富裕	一般	贫困			
男	7.13	28.62	12.41	48.16		
女	7.49	32.81	11.54	51.84	6.776	0.000
合计	14.62	61.43	23.95	100.00		

---

① 劳均是指以家庭中达到劳动年龄(15—65 岁)的人均。

按年龄和家庭经济状况分析大病风险。对各年龄段和家庭经济状况分类统计。年龄越大、家庭贫困人口生大病的比例高于年龄小、家庭富裕人口生大病的比例。经卡方检验,年龄与家庭经济状况对大病的影响在统计学上有显著性($x^2 = 37.156$, $P = 0.001$)。表4-13中可见年龄在45—54岁的人口患大病比例最高,为什么不是65岁及以上人群呢?这种情况可能与我们调查的评价标准有关,即年龄超过65岁(含),如果不积极治疗,医疗花费并不高,也不算是劳动力损失,进入我们大病样本的数目减少,所以在总的大病样本中,65岁及以上年龄段患大病的比例就不高了。详见表4-13。

表4-13　年龄和家庭经济状况影响下的大病患病率

年龄	家庭经济状况(%)			合计	x^2 值	P 值
	富裕	一般	贫困			
0—4 岁	0.57	1.39	0.25	2.21		
5—14 岁	0.42	2.38	0.85	3.65		
15—24 岁	0.76	3.79	1.47	6.02		
25—34 岁	1.14	4.52	1.13	6.79		
35—44 岁	2.40	10.29	3.54	16.23	37.156	0.001
45—54 岁	3.87	16.18	5.80	25.85		
55—64 岁	3.25	12.39	5.71	21.35		
65 岁及以上	2.21	10.49	5.20	17.90		
合计	14.62	61.43	23.95	100.00		

大病疾病系统。将患者所患大病按疾病系统进行了分类,患病率排在前六位的分别是消化系统疾病(18.38%)、肌肉骨骼结缔疾病(15.5%)、循环系统疾病(12.98%)、呼吸系统疾病(9.79%)、疾病名不详(8.06%)、泌尿生殖系统疾病(6.9%)。疾病名不详的比例仍然较高。这些疾病系统中最常见的疾病有肠胃疾病、风湿关节炎、心脑血管病、急性上呼吸道感染、结石等急慢性

疾病。疾病系统分布情况，详见表4-14。

表4-14　大病的疾病系统及疾病分布

疾病系统类别	频数	百分比（%）
消化系统疾病	650	18.38
肌肉骨骼结缔疾病	548	15.50
循环系统疾病	459	12.98
呼吸系统疾病	346	9.79
疾病名不详	285	8.06
泌尿生殖系统疾病	244	6.90
疾病类别	频数	百分比（%）
损伤和中毒	192	5.43
神经系病	123	3.48
传染病	102	2.88
血液造血器官	95	2.69
眼及附器疾病	94	2.66
皮肤皮下组织	94	2.66
妊分及产褥	60	1.70
良性肿瘤	56	1.58
精神病	53	1.50
内分泌、营养和代谢疾病及免疫疾病	40	1.13
恶性肿瘤	34	0.96
其他	25	0.71
耳和乳突疾病	20	0.57
先天异常	13	0.37
围产期疾病	2	0.06
寄生虫病	1	0.03
合计	3536	100

大病风险是农户面临的风险体系中的重要风险，尤其是对于贫困农户，大病风险导致家庭医疗费用增加和收入下降而发生经济困难。被调查地区农户

大病风险患病率较高,大病经济负担较重。大病年门诊率较高,次均门诊费用152元,高于第四次国家卫生服务调查四类农村117元的次均门诊费用。

第四节　风险因素——卫生条件、知识、习惯

虽然人们天生身体素质存在差异,人体也有生物学方面的缺陷,但这些缺陷可能转化成疾病表现出来或终生不转变为疾病。这与个体在不同环境下或生活习惯中的适应力相关。生活环境或生活习惯往往成为疾病的诱因。健康的生活习惯和清洁卫生的环境会减少疾病的发生。本节对所调查的贫困地区农户的生活基础环境如水源、厕所,卫生基础知识如艾滋病的了解,生活习惯如饮水、体检、吸烟、饮酒的情况进行分析。

一、农村卫生条件

水是生命之源,农民的饮用水来源往往是影响居民健康的重要因素,这里用 POVILL 数据中孝昌县的数据进行分析。统计的户数为 3034 户,家庭人数13551 人。通过农户的自评经济状况和其家庭的用水情况进行了分类比较(见表4-15)。调查的农户有自来水的只占 0.92%,94.36%的农户用的是井水。仍有 4.71%的农户还在用不卫生的溪水或池塘水,且其中贫困户的比例最大。

表4-15　按经济状况统计的农户饮水来源

经济状况		自来水	井水	溪水或池塘水	合计
较贫困户	户数(户)	11	1377	86	1474
	占总户比例(%)	0.36	45.39	2.83	48.58
一般户	户数(户)	15	1370	53	1438
	占总户比例(%)	0.49	45.15	1.75	47.40

经济状况		自来水	井水	溪水或池塘水	合计
较好户	户数(户)	2	116	4	122
	占总户比例(%)	0.07	3.82	0.13	4.02
合计	总户数(户)	28	2863	143	3034
	比例(%)	0.92	94.36	4.71	100

中华人民共和国审计署发布的审计报告表明,审计调查的 103 个县 2006—2008 年农村饮水安全工程①计划总投资 37.93 亿元,实际到位资金 31.86 亿元,占计划的 84%。其中:中央财政计划投资 19.25 亿元,全部下拨 地方后,实际已拨到项目 18.12 亿元,占计划的 94%;地方财政及农民自筹计 划投资 18.68 亿元,实际已到项目 13.74 亿元,占计划的 74%。103 个县计划 解决 780.83 万人的饮水安全问题,实际解决 657.53 万人,还有 123.3 万人未 得到解决,占计划的 16%;有的已建成的农村饮水安全工程存在供水水质合 格率偏低、运营成本偏高、管理维护不到位和工程利用率不高等问题,影响了 农村饮水安全工作效果。审计抽查的 2006—2008 年新改扩建的 6907 处集中 式饮水安全工程,由于经费不足等原因,2008 年卫生部门仅对其中 22%的工 程进行过水质监测。很多集中式饮水安全工程运行以来从未进行过水质监 测。据中国水利部发布的《农村饮水安全工作简报》(第 14 期)数据显示,截 至 2019 年年底还有 2.5 万贫困人口存在饮水安全问题,主要分布在新疆南疆 地区和四川凉山州。

饮用水污染问题。农作物普遍施用化肥和喷洒农药,化学污染已经散流 于水体,渗透于地下不可避免。调查结果显示,有 28.97%的农户认为他们的 饮用水有污染(见表 4-16),大多数农户认为无污染。认为有污染的农户,一

---

① 中华人民共和国审计署:《国家审计署关于 103 个县农村饮水安全工作审计调查结果的 公告》,2010 年 3 月 24 日,见 https://www.audit.gov.cn/n5/n25/c63508/content.html。

般是水井离厕所或猪圈很近的那部分农户,对农药化肥等化学有机物的地下渗透污染,他们还没有意识到。

表 4-16　农户饮用水源是否被污染

经济状况		有污染	无污染	合计
较贫困户	户数(户)	445	1029	1474
	占总户比例(%)	14.67	33.92	48.58
一般户	户数(户)	407	1031	1438
	占总户比例(%)	13.41	33.98	47.40
较好户	户数(户)	27	95	122
	占总户比例(%)	0.89	3.13	4.02
合计	总户数(户)	879	2155	3034
	比例(%)	28.97	71.03	100.00

农村的厕所卫生问题。厕所是病菌滋生地,粪便中含有很多病原微生物,可以传播 100 多种疾病,如细菌性疾病、肠道性疾病、蠕虫性疾病等。同时大粪坑,又是孳生蚊蝇的场所,蚊蝇又可传播许多疾病。渗漏的厕坑污染浅层地下水,粪便中的寄生虫卵、病毒、细菌在施肥过程中污染土壤及农作物,导致人类饮用水和食物被污染而感染疾病。虽然农村正在实施改厕所工程,原全国爱卫会办公室、卫生部办公厅专门印发了《农村改厕管理办法(试行)》和《农村改厕技术规范(试行)》的通知(全爱卫办发〔2009〕4 号),但改建结果仍然不彻底。调查数据显示,农户总体上利用卫生厕所的比例较低。农村敞口厕所所占比例很大,达 91.03%(见表 4-17),无厕所户中,贫困户的比例是最大的。中央农办、农业农村部、国家卫生健康委、住房和城乡建设部、文化和旅游部、国家发展改革委、财政部、生态环境部八部委发布的《关于推进农村"厕所革命"专项行动的指导意见》(农社发〔2018〕2 号)的目标任务中,到 2020 年,地处偏远、经济欠发达等地区,卫生厕所普及率仍难以保证达到 85%。

表 4-17 农户厕所建设情况

经济状况		水冲式厕所	有盖厕坑	敞口厕坑	旱厕	无厕所	合计
较贫困户	户数(户)	9	35	1367	5	58	1474
	占总户比例(%)	0.30	1.15	45.06	0.16	1.91	48.58
一般户	户数(户)	57	45	1288	14	34	1438
	占总户比例(%)	1.88	1.48	42.45	0.46	1.12	47.40
较好户	户数(户)	6	5	107	1	3	122
	占总户比例(%)	0.20	0.16	3.53	0.03	0.10	4.02
合计	总户数(户)	72	85	2762	20	95	3034
	比例(%)	2.37	2.80	91.03	0.66	3.13	100

农户就诊的便利性问题。农村普遍存在卫生室,有个体的也有村办的,2010 年前,每个村都有小诊所 2—3 个,条件和诊断治疗水平一般,但能处理一些常见小病如感冒发烧疾病,农户离医疗点的平均距离约 1.5 千米,看病相对方便。2010 年后,由于合作医疗的报销扩展到门诊,村卫生室成了定点可报销医疗点,而私人诊所被排除在外,加之政府对行医资格管理严格,私人小诊所大大减少,目前除了城郊村,基本上是一村一个卫生室了。

二、农户公共卫生知识

为了考察农户的公共卫生知识,选择了危害性较大,全世界都非常重视防护宣传的艾滋病做调查。艾滋病知识在居民中的知晓率大致可以检验我国目前公共卫生知识宣传的效果。结果显示听说过艾滋病的所占比例为76.26%,仍有 23.74% 的被访者没听说过艾滋病这个病名。对听说过艾滋病的被访者继续追问艾滋病的传播途径,设置"喝水是否会被感染"等的问题,有 34.66% 的人回答"会",有 30.25% 的人不知道。对听说过艾滋病的被访者设置"输血是否会被感染艾滋病"的问题,有 74.29% 的人回答"会",

有 23.38% 的人不知道,2.34% 的人回答"不会"。因此,可以判断,农户的公共卫生知识还是较缺乏的。农户可能认为该病离自己很遥远。虽然多数村卫生室有宣传画报或电视上的防艾宣传,但都未引起农户们的重视。

三、农民卫生习惯

健康的卫生习惯是身体健康的重要保证。保持健康的卫生习惯有利于减少患大病的概率。健康的卫生习惯就是日常生活不违背医学证明的、科学的、健康的行为。例如少吸烟、少饮酒有利于身体健康,已成为大众认可的常识。一些生活习惯,如喝水、体检、吸烟、饮酒等都可能影响农民的健康。

吸烟是健康大敌。WHO 国际癌症研究机构公布的致癌物清单中,吸烟属于一类致癌物。原国家卫生部 2012 年发布的《中国吸烟危害健康报告》指出:我国吸烟人群逾 3 亿,另有约 7.4 亿不吸烟人群遭受二手烟的危害;每年因吸烟相关疾病死亡人数超过 100 万,如对吸烟流行状况不加以控制,至 2050 年每年死亡人数将突破 300 万[1],成为人民群众生命健康与社会经济发展不堪承受之重。农村居民吸烟受到的约束更少。按年龄分类进行统计,从调查的结果看,15 岁及以上的居民一直有吸烟习惯的比例为 21.75%,如果加上曾吸烟的人数,总吸烟的比例在 25.04%(见表 4-18)。与徐涛等(2010)的研究结论近似,徐涛等于 2005—2007 年采用多阶段整群抽样在全国 11 个省市城区和农村分层抽取符合条件的成年人群作为研究对象,发现人群的总吸烟率为 27.3%,农村人群吸烟率为 29.4%,农村吸烟人口比例大于城市。

---

① 《"2012 年中国控烟论坛"在京举办 2050 年我国每年因吸烟死亡人数将突破 300 万》,《中国社区医师》2012 年第 30 期。

表4-18　农村居民吸烟情况统计

年龄分组		一直吸烟	曾吸烟	没吸烟	合计
15—25岁	人数（人）	245	24	3127	3396
	占总人数比例（%）	2.16	0.21	27.58	29.96
26—35岁	人数（人）	446	38	1461	1945
	占总人数比例（%）	3.93	0.34	12.89	17.16
36—45岁	人数（人）	524	48	1416	1988
	占总人数比例（%）	4.62	0.42	12.49	17.54
46—55岁	人数（人）	514	73	992	1579
	占总人数比例（%）	4.53	0.64	8.75	13.93
56—65岁	人数（人）	446	86	766	1298
	占总人数比例（%）	3.93	0.76	6.76	11.45
66—75岁	人数（人）	218	77	480	775
	占总人数比例（%）	1.92	0.68	4.23	6.84
76岁及以上	人数（人）	73	27	255	355
	占总人数比例（%）	0.64	0.24	2.25	3.13
合计	总人数（人）	2466	373	8497	11336
	比例（%）	21.75	3.29	74.96	100

饮酒隐藏着伤害。中国人的饮酒习俗源远流长,农村居民饮酒比率也较高。饮酒可引发60多种危害健康的疾病,也容易引发威胁生命安全的事件,引起的负担占全球疾病负担4%,致死致残是吸烟和高血压危害的总和。WHO的《2014年酒精与健康全球状况报告》显示,2012年全球因饮酒死亡的人数达330万,占全球死亡人数的5.9%。本章研究的饮酒调查信息,以频率情况来统计,有每天饮的、每周饮几次的、每月饮几次的、每年饮几次的、不饮的。调查数据显示,农村人口15岁及以上饮酒的比例为23.74%,其中有9.98%的人每天都要饮酒(见表4-19),属于有酒瘾的人群,长期饮酒人群心

脑、神经系统损害导致的疾病比例较高。许晓丽等(2016)利用2010—2012年中国居民营养与健康状况监测调查"个人健康情况调查问卷"中的饮酒情况数据,研究发现中国15岁及以上居民的饮酒率为34.3%,农村居民饮酒率略高于城市。

表4-19 农村人口饮酒频率情况统计

年龄分组		每天饮	每周饮几次	每月饮几次	每年饮几次	不饮	合计
15—25岁	人数(人)	19	33	108	135	3104	3399
	占总人数比例(%)	0.17	0.29	0.95	1.19	27.37	29.97
26—35岁	人数(人)	132	70	160	152	1432	1946
	占总人数比例(%)	1.16	0.62	1.41	1.34	12.63	17.16
36—45岁	人数(人)	244	88	156	141	1359	1988
	占总人数比例(%)	2.15	0.78	1.38	1.24	11.98	17.53
46—55岁	人数(人)	285	74	101	81	1038	1579
	占总人数比例(%)	2.51	0.65	0.89	0.71	9.15	13.92
56—65岁	人数(人)	284	53	60	58	843	1298
	占总人数比例(%)	2.50	0.47	0.53	0.51	7.43	11.45
66—75岁	人数(人)	128	20	29	24	574	775
	占总人数比例(%)	1.13	0.18	0.26	0.21	5.06	6.83
76岁及以上	人数(人)	40	2	7	8	298	355
	占总人数比例(%)	0.35	0.02	0.06	0.07	2.63	3.13
合计	总人数(人)	1132	340	621	599	8648	11340
	比例(%)	9.98	3.00	5.48	5.28	76.26	100.00

饮水习惯影响健康。在我国大部分农村,饮用水没有采取消毒措施,这样的水中细菌较多。虽然井水、河水看上去很清澈,但水中的许多细菌非肉眼能分辨。将水烧开后饮用,能杀死部分细菌,相较自来水更利于健康。经统计,

总会将水烧开后饮用的农户比例是 65.39%,经济状况较好的农户,更有良好的饮水习惯(见表 4-20)。冯黎等(2008)的研究证明,农户总是烧开水喝的人比不是这样饮水习惯的人疾病发生概率低 6.2%,且在 1% 的水平上显著。农户是否一直饮用烧开后的水是衡量农户健康意识的一个重要方面,冯黎等的模型研究结果也正好验证了饮水习惯好的农户家庭成员疾病发生状况更少,这说明农户的饮水习惯对家庭成员的健康状况至关重要。

表 4-20　农户饮水习惯统计

经济状况		总会烧开	有时烧开	从不烧开	其他	合计
较贫困户	户数(户)	930	513	31	0	1474
	占总户比例(%)	30.65	16.91	1.02	0	48.58
一般户	户数(户)	963	464	9	2	1438
	占总户比例(%)	31.74	15.29	0.30	0.07	47.40
较好户	户数(户)	91	30	1		122
	占总户比例(%)	3.00	0.99	0.03	0	4.02
合计	总户数(户)	1984	1007	41	2	3034
	比例(%)	65.39	33.19	1.35	0.07	100.00

预防性措施利于健康。在主动预防上,家庭更重视对婴幼儿的体检预防。农村居民中,如果没有集体组织的体检,主动去体检的很少。主动参加体检的人健康意识更强,能够对疾病做到及时预防和及时治疗,发生大病的概率会显著降低。统计发现,被访家庭中参与体检的人员比例为 28.8%(见表 4-21),其中 15 岁及以下参加体检的比例最高,这部分人还处于学龄时期,多由学校组织体检。我国普通成年居民还未形成定期体检的习惯,农村居民主动体检的意识更缺。虽然参与体检人员比例达到了 28.8%,但有些并不是主动体检,而是就医过程中的被动体检。其中不知道是否体检,指的是被访谈者对该家庭成员信息的不了解。如果除去 15 岁及以下学生的体检比例,成人体检比

例是较低的。

表 4-21　被访家庭成员体检的情况

年龄分组		是	无	不知道	合计
15 岁及以下	人数（人）	1540	631	34	2205
	占总人数比例(%)	11.36	4.66	0.25	16.27
15—25 岁	人数（人）	709	2567	127	3403
	占总人数比例(%)	5.23	18.94	0.94	25.11
26—35 岁	人数（人）	259	1595	94	1948
	占总人数比例(%)	1.91	11.77	0.69	14.38
36—45 岁	人数（人）	347	1603	38	1988
	占总人数比例(%)	2.56	11.83	0.28	14.67
46—55 岁	人数（人）	382	1186	11	1579
	占总人数比例(%)	2.82	8.75	0.08	11.65
56—65 岁	人数（人）	380	916	2	1298
	占总人数比例(%)	2.80	6.76	0.01	9.58
66—75 岁	人数（人）	219	554	2	775
	占总人数比例(%)	1.62	4.09	0.01	5.72
76 岁及以上	人数（人）	67	286	2	355
	占总人数比例(%)	0.49	2.11	0.01	2.62
合计	总人数（人）	3903	9338	310	13551
	比例(%)	28.80	68.91	2.29	100.00

第五节　疾病对农户的多重影响

一、疾病影响——农户的感受

在深度访谈中,被访者很详细地谈到了疾病给其家庭带来的影响,下面引用的语言都是从访谈现场的原始记录中摘录出来的,是被访者的生活语言,作者对同类主题的语言进行了归类处理,每一句段代表一个被访者的感受。

(一)直接经济损失

"她动手术花了一万五六,要找亲戚借钱";

"本来家里可以添一台摩托车,但是她生病后反倒借了 8000 多元";

"生一场病,用光了家里的钱,造成家里贫困";

"花费 66000 元治食道癌,结果'人财两空'";

"两个儿子看病花费 10 万余元,欠债约七八万元"。

在农村,经济本不宽裕的家庭可能因为突然而至的一场大病给生计带来彻底改变。有的家庭十几年的积累不但一下子被花得精光,而且会背负巨额的债务。有的农户刚从经历的一些大事(如建房、婚姻、教育)债务中脱身,又不得不陷入疾病所产生的新债务中。更严重的是,有的家庭花了钱,但患者的生命并没有得到延续,出现"人财两空"的现象。疾病的直接经济损失显而易见。

(二)间接经济损失

"不能下地干活,无法生产,要找别人帮忙,经济收入受影响";

"病了,不能像以前那样出去打工,估计一年少收入 6000 元";

"生病以后,自己农活不能干,农忙的时候,外面打工的要回来帮忙干农活,回来一次要损失两三千元";

"家里土地都不能种了,生活都要孩子们负担";

"他爷爷要是身体好,我们都可以出去打工挣钱,要是不好,我们都得负担,一切都得我们买。"

农民一般靠体力劳动谋生,疾病不仅使患者的谋生能力变弱,还会影响到家庭相关人员的生产活动。如果疾病不能痊愈或者引起后遗症,家庭的谋生策略相应地应进行重新设计与组合。这种重新设计的谋生策略需要前期多种生计手段的准备,但农户往往缺乏生计手段的多样性,单一地靠出卖体力获得收入,一旦体力受损,则会影响生计。

(三)生活质量下降

"大病对我家的生产生活影响可大啦!大病花光了家里的钱,想吃点肉都没有钱买";

"生活上也只能吃小菜,春节时菜都没有买。不能再吃冷东西,喝冷水,一吃就咳嗽,就容易犯病";

"以前每个月还可以吃三顿肉,现在只能吃一次了。"

农户家庭收入有限,花费在疾病治疗方面的资金增多,会导致在生活方面的开支减少,达不到农户生病以前的消费水平,其幸福感下降。生活质量的下降如果表现在营养水平下降方面,又会使家庭成员的体质下降,从而增加疾病的风险,贫病循环由此发生。

(四)精神有压力

"经济和精神压力太大,欠别人的钱,做什么事情都有压力";

"自己很悲观,整天都在愁,怎么办?别人60多岁了没什么病,自己老不老,小不小,还生病";

"自己生病后,把家里搞垮了。自己的思想压力大,三五天不愿说一句话";

"大病对我家影响大得很,借了别人的钱,走出去都矮人一截";

"小孩子生病后心态不好,有自卑感,我们心里有压力";

"村里其他人都不愿意到我家里来,认为我的病传染性大,怕传染,自己也怕和人走近了";

"总是感觉比别人要矮一截。觉得受别人歧视,有同情心的人还好点。"

精神压力来源于患者身体不能很快地康复,给家庭带来了不利影响。一是经济恢复不到从前的状况。家里因为借钱看病,不能短时间归还借款,家庭成员有低人一等的感觉,特别是要经常面对债权人时。挣钱的能力变弱,别人家在变好,而自己家看不到变好的希望。二是身体不能恢复到病前的状况。患者的身体不能康复会引起早逝的担忧,生存毕竟是人生的基本追求,生存有危险,患者和家庭成员都不快乐。压抑的精神状态可能会使患者康复得更慢或诱发新的疾病。

(五)家庭和谐关系受损

"儿子们为钱扯皮,哪个儿子也不愿多给钱给老的治病";

"生病把家里的经济搞垮了,增加了儿子的经济负担,影响了儿子与媳妇之间的关系";

"儿子、媳妇要照料我,就不能做事情。与儿子、媳妇的关系也受了一些影响。媳妇经常说为了照料我,不能在外面做事情";

"生病后妻子与他离婚了,家庭垮了。"

家庭是一个利益共同体。患者生病会影响家庭其他成员的利益。如果疾病的影响是短期的,矛盾还不会表现出来;如果疾病的影响是长期的,这种矛盾也许就会爆发。俗话说"久病无孝子",子女对父母长期生病会产生逃避照顾的想法。夫妻间会由于家庭事务分担不平衡而有怨言,子女间会因对父母医疗费用或照顾时间分摊不均而产生隔阂。

当然上述各种影响的根源还是疾病治疗花费,或者是疾病导致劳动能力的丧失等负面影响。有的影响可能是终生的,再也回不到从前,从而影响整个家庭的稳定与和谐。政府要从多方面来关心大病农户的生活,不仅仅从资金方面给予一定的补偿,还要从其他方面给予关心,但如何给予其他关心是一个值得深入思考的问题。

二、疾病影响——可测算的经济影响

对于疾病经济风险的评价研究,国外学者认为在正常伦理下,不应当发生因为医疗费用支出超过家庭自身承受能力范围的情况。他们通常采用一定标准来衡量卫生支出发生率及严重程度,由此衍生出灾难性卫生支出和致贫性卫生支出评价指标。

灾难性卫生支出,是指患病者的家庭必须通过降低日常的生活开支才能应付家庭成员的卫生支出(Berki,1986)。灾难性卫生支出可用两个指标衡量:一是灾难性卫生支出发生率(灾难性卫生支出的家庭占全部样本家庭的比率);二是灾难性卫生支出差距(发生灾难性卫生支出的医疗卫生费用占家庭收入的比例与预定标准之差),分别被用来反映特定总体某个时期内灾难性卫生支出发生的广度和深度。

致贫性卫生支出,是指患者家庭在支付了一定数额的卫生费用后,使家庭陷入贫困或使贫困家庭的贫困程度进一步恶化的支出(Van Doorslaer 等,2005)。测量致贫性卫生支出可用贫困发生率(贫困人口在其人口总体中所占比例)和贫困总缺口(所有贫困人口消费或收入与贫困线之间的差距之和),通过比较卫生支出前后贫困发生率和缺口的变化,即可得到卫生支出的致贫结果。

罗力等(2000)针对我国农村大病统筹医疗保险制度研究指出,特定的人群、时间、区域的就医经济风险发生取决于:一是发生疾病及就医的可能性;二是疾病就医可能发生的费用;三是在特定就医风险概率和经济风险损失额下,人们承受的经济压力。三者的强度决定了就医经济风险的大小。

张亮等(1998)、万崇华等(2006)利用疾病经济风险度指标测量了疾病的经济影响,本章研究采用张亮等、万崇华等的测度方法,在此利用疾病经济风险度指标进行相关测评。

（一）疾病经济风险

疾病经济风险是指患病家庭的直接经济损失导致家庭陷入贫困状态的可能性。研究疾病的经济风险方法可以利用疾病经济风险度指标，张亮等（1998）利用该方法对 224 户疾病家庭进行了测算，发现有 7.59% 的疾病家庭有因病致贫倾向。万崇华等（2006）利用该指标测量会泽县 648 户疾病家庭的疾病风险情况，发现贫困农民疾病经济风险是非贫困农民的 3.59 倍，有 6.39% 的家庭疾病经济风险较高。采用疾病家庭风险度（Family Risk，FR）来衡量不同家庭患病经济风险（用于总体疾病经济风险的衡量），特定人群（如不同经济水平人群）疾病风险采用"相对风险度"（Relative Risk，RR）及"校正相对风险度"（adjRR）各种风险指标的公式表示为：

$$FR = \frac{\text{疾病家庭年医疗费用支出}}{\text{疾病家庭年收入}} \tag{4-1}$$

$$RR = \frac{\text{特定人群人均医疗费用}}{\text{被观察人群人均医疗费用}} \tag{4-2}$$

$$adjRR = RR \times \frac{\text{被观察人群人均收入}}{\text{特定人群人均收入}} \tag{4-3}$$

指标取值不同，表示的风险程度不一样。

FR<0.5，表示疾病的直接经济损失小于家庭年纯收入很多，可以归为低风险疾病家庭；0.5≤FR<1，表示疾病的直接经济损失接近家庭年纯收入，会引起一定的经济困难，但不会致贫，可归为中等风险疾病家庭；FR≥1，表示疾病引起的直接经济损失超过了当年的家庭年纯收入，也就是说疾病带来的直接经济损失超过了家庭的承受能力，家庭陷入贫困的风险较高。

RR 指标多运用于比较不同经济收入人群的疾病相对经济风险，表现的是二者相对性。RR 值的大小反映了相对目标人群的就医经济风险大小。RR 取值分别为 RR>1、RR<1 和 RR=1 时，表示某一特定人群的疾病经济风险水平高于、低于或者等于平均水平（李哲，2008）。若贫困人群与非贫困人群患

病人次相同,费用相同,RR值也相同,这显然不合理,需要分析两类人群的经济收入,从而需要引入adjRR指标。当特定人群的人均收入低于被观察人群的人均收入,adjRR值大于RR值,表示医疗费用相同时,低收入家庭的承担能力不如高收入家庭,致贫的经济风险高。

利用上述指标,分别对样本县宣恩县和红安县农户的疾病经济风险进行测算。宣恩县XERHS数据的69户中,FR值小于0.5的低风险家庭共46户,占总调查户的66.67%。FR值大于1的高风险疾病家庭占14.49%,户均医疗费用开支达到了4万元及以上,这部分农户应是医疗保障重点关注的对象。将医疗费用的绝对额比较,致贫风险度高与低的户均医疗支出之比达10倍以上。详情见表4-22。

表4-22 宣恩县样本农户的FR值

FR值	户数(户)	比例(%)	医疗支出均值(元)
0—0.5	46	66.67	4118
0.5—1	13	18.84	16200
1及以上	10	14.49	41650
合计	69	100	11834

疾病相对经济风险考察了非贫困户和贫困户的相对RR值,非贫困户的RR值(0.73)小于贫困户(1.75)。贫困户的RR值大于1,是非贫困户的2.4倍,表明贫困户的致贫风险高,抵御疾病风险的能力更弱。详情见表4-23。

表4-23 宣恩县样本农户不同家庭经济状况的RR值

家庭经济状况	户数(户)	医疗总费用(元)	户内人数(人)	RR值
非贫困户	50	432400	206	0.73
贫困户	19	384150	76	1.75
合计	69	816550	282	—

利用红安县 HAIDI 数据对农户的大病经济风险进行测量,共有样本 165 户,FR 值小于 0.5 的有 79 户,占大病户的 47.88%,户均医疗费用支出 3911 元,这部分农户的 RR 值低即致贫可能性小。FR 值大于 1 的有 35 户,占总户数的 21.21%,户均医疗支出 24898 元,这部分农户的 RR 值高,疾病致贫可能性大。风险度高的农户医疗费用是风险度低的农户的 6 倍多。详情见表4-24。

表 4-24　红安县样本农户的 FR 值

FR 值	户数(户)	比例(%)	医疗支出均值(元)
0—0.5	79	47.88	3911
0.5—1	51	30.91	12480
1 及以上	35	21.21	24898
合计	165	100	11011

用 RR 值来测量不同经济状况的农户的疾病风险,按富裕、一般、贫困的标准对农户分类。分别计算出 RR 值,只有贫困户的 RR 值超过了 1,即表示贫困户的相对经济风险更高。随着经济状况变差,RR 值变高,即 RR 值随着家庭经济状况变差而升高。贫困户的 RR 值是富裕户的 1.5 倍多(见表 4-25)。

表 4-25　红安县样本农户不同家庭经济状况的 RR 值

家庭经济状况	户数(户)	总医疗费用(元)	户内人数(人)	RR 值
富裕	19	164329	89	0.79
一般	79	769386	375	0.88
贫困	67	843126	296	1.22
合计	165	1776841	760	—

通过以上两个样本县的数据比较可发现,两县 FR 值大于 1 的农户的比

例不一样,红安县的比例更高些,有 21.21% 的农户处于致贫高风险,而宣恩县只有 14.49%。这与红安县比宣恩县经济状况好的现实不相符,一般情况下,经济状况好的区域比经济状况差的区域高致贫风险(FR>1)农户的比例要少。出现这种反经济状况可能的原因是调查的时间不一样,红安县的数据发生得更早一些(2006 年),医疗费用的支出相对于收入的比值偏大。随着经济的发展,农民的收入水平在上升,而在新农合制度实施过程中,对基本药物价格的控制不断加强,医疗费用上涨的幅度得到了一定控制。农民收入水平上升的速度要高于医疗费用上涨的速度,所以调查的宣恩县(2012 年)的医疗支出与收入的比值下降,表明处于高风险农户的比例有所下降,可以认为新农合的医疗保障功能得到了体现。虽然医疗费用增长的速度有些放缓,但是目前的医疗费用绝对数还是较高的。宣恩县高疾病经济风险的农户户均医疗费用支出达 4 万多元,而红安县在 2006 年的高疾病经济风险的医疗支出只有 2.5 万元左右,医疗费用上涨是不争的事实。比较 RR 值,则宣恩县的贫困人口的更高(1.75),而红安县的贫困人口的较低(1.22)。相较以前,疾病风险差别拉大。

(二)疾病的直接和间接经济损失

有的学者把疾病所产生的经济损失称为疾病直接成本,如哈穆迪和萨克斯(Hamoudi 和 Sachs,1999)等认为,疾病直接成本包括两个部分:一是疾病的经济成本;二是疾病的时间成本。疾病的经济成本包括服务费和其他费用。服务费是指医疗机构向病人收取的治疗费或相关服务的费用,但它不能代表疾病所有的经济成本。其他费用是指为看病而发生的交通费、饮食费和住宿费等。疾病的时间成本包括患者的劳动时间损失和健康成员因陪护而损失的劳动时间,它是通过日工资率乘以损失的天数转化为货币金额。蒋远胜和冯布恩(2005)也利用上述的疾病直接成本计算方法,对四川省 300 户农户的调查数据测算得出疾病直接成本中经济成本占 55.3%,时间成本占 44.7%。上述学者把疾病的经济损失称为疾病成本,对此笔者有不同的考虑,成本从财务的角度定义,是一种必须投入某些方面的必要费用,这些费用的投入具有必要性而不可缺少,在适当的时候可以给投入者带来收益。在疾病治疗过程中,医疗费用的投入完全是患者的损失,没有回报,患者不可能因病治疗而康复到比生病前更加健康,所以因疾病而产生的费用称为疾病的损失更恰当。蒋远胜和冯布恩(2005)认为,疾病的间接经济成本是因为疾病能降低病人的生产能力,有可能会被排除在劳动力市场之外,病人的这种受损的收入能力难以测量。

　　本章研究把疾病的经济损失分为直接经济损失和间接经济损失,直接经济损失是指因治疗疾病,花费在治疗和药品等直接与患者疾病康复有关的治疗措施费用。间接经济损失主要包括患者的误工损失、陪护人员的误工损失,患者治疗期间本人和陪护人员产生的交通、食宿费用等。这种划分的目的是把与治疗相关费用独立出来,该费用是医疗保障补偿测算依据。误工、交通、食宿费用等是不会得到保障补偿的,所以划为间接经济损失较为合理,该费用因人而异,较隐性,其中误工所代表的时间损失可换算成货币损失。

　　通过研究红安县 HARHS 调查数据,把大病患者受照料、生产误工、交通、食宿费用等全年统计。通过筛选,有上述信息的 1681 例患者,作为统计的样本。按家庭经济状况分别计算间接经济损失和直接经济损失。把误工的天数换算成货币金额,每天的报酬按 50 元计(2007 年左右农村无技术劳动力的普遍工资水平,2011 年后农村劳动力工资有大幅增长,基本在 100 元及以上)。

　　照料误工方面,贫困患者需要人照料时间平均为 66 天,比富裕的、一般的患者需要照料的时间都长,后两者要照料的时间相差不大。

　　生产误工方面,贫困人口的生产误工天数最长,平均误工 136 天,富裕与一般家庭的生产误工相差只有 12 天。

　　交通食宿费方面,贫困患者的交通食宿费用少于富裕患者而高于一般家庭的患者。

把照料误工损失、生产误工损失、交通食宿费用三项相加即生病的间接经济损失。各患者间接经济损失绝对额比较，贫困患者间接经济损失最高，达10282元，是其直接经济损失（2490元）的4.13倍。所有患者的间接经济损失都比直接经济损失要高得多，平均达到了5倍多。详情见表4-26。

表4-26 大病患者的间接经济损失与直接经济损失

家庭经济状况	平均照料误工（天）（1）	换算成金额（元）（2）	生产误工（天）（3）	换算成金额（元）（4）	交通食宿费用（元）（5）	间接经济损失（元）（2+4+5）	直接经济损失（元）
富裕	46	2300	100	5000	226	7526	1545
一般	47	2350	112	5600	120	8070	1280
贫困	66	3300	136	6800	182	10282	2490
合计	52	2600	116	5800	150	8550	1623

贫困患者的间接经济损失高于非贫困患者，可由经济原因解释。贫困患者受经济限制，往往治疗疾病不及时，当他们感到疾病的影响越来越严重到必须治疗时，这时的疾病可能由小病拖成了大病，疾病的治疗难度变大，导致治疗和康复的过程变长，间接经济损失变得更大。无论是两周患病还是大病，贫困患者不治疗或者治疗不及时的比例都高于其他经济状况的患者。间接经济损失使家庭面临更高的贫困风险。正式的疾病保障制度目前还无法弥补患者的间接经济损失。

第五章　农户疾病治疗策略

　　农户防治疾病的策略可分为三个阶段:第一阶段是做好防范工作减少疾病发生的概率;第二阶段是疾病发生时的治疗,防止疾病对患者身心造成的伤害扩大;第三阶段是疾病风险损失后如何采取一定方式使家庭恢复到疾病前的水平或是减小疾病带来的后续影响。第一阶段的防范性措施,受区域内农民生活习惯和经济水平及农民对公共卫生知识知晓程度的影响,这单独靠农户家庭自身的能力是无法防范的,应靠政府的公共服务来推动,如农村的饮水问题、环境污染问题、地方病等。

　　本章研究在疾病发生时农户的治疗措施,即上述的第二阶段,两周病、慢性病、大病发生后农户的治疗策略、筹资策略及应对疾病风险能力评价。

第一节　两周患病风险的治疗策略

　　两周患病治疗是反映农户应对疾病风险态度的一个视角,两周患病治疗积极与否对患者后续生活的影响程度是不一样的。患者采取何种治疗方式,是事关家庭行为的一项决策,受家庭经济状况、患者在家庭所处地位、所患疾病的轻重程度、医疗技术水平等一系列因素决定。以 HARHS 数据为例,分析农户的两周患病治疗情况。

一、家庭经济状况与治疗方式

治疗方式有不治疗、正式治疗(找医生诊断并用药物或其他手段进行干预)、非正式治疗(土办法、自我买药治疗等不通过医生的治疗行为)。将HARHS 数据中的3850 例两周患病人员的情况进行统计,治疗方式与家庭经济状况列联表分析。治疗方式、家庭经济状况与两周患病有关系,通过卡方检验,在统计学上具有显著性($x^2 = 25.51$,$P = 0.000$)。相同经济状况下,各种治疗方式比较,不治疗的贫困患者比例高于富裕患者;正式治疗和非正式治疗的比例,富裕患者高于贫困患者。详情见表5-1。

表5-1 两周患病情况下治疗方式与家庭经济状况的关系

治疗方式	家庭经济状况（%）			合计	x^2 值	P 值
	富裕	一般	贫困			
不治疗	4.00	17.58	7.51	29.09		
正式治疗	6.03	20.21	6.57	32.81		
非正式治疗	6.60	23.19	7.19	36.98	25.51	0.000
正式、非正式兼顾	0.13	0.78	0.21	1.12		
合计	16.76	61.76	21.48	100.00		

两周患病不治疗原因。两周患病有部分患者不治疗,不治疗的比例为29.09%,该比例还是较高的。通过对不治疗原因统计(见表5-2),处于前两位的原因分别是经济困难(61.7%)和自感病轻(24.02%)。患者在两周内或两周前发病,经济困难使他们靠身体的忍耐极限对抗疾病而不治疗。有些患者自我感觉是小病,希望靠自身的防疫能力康复,如果过段时间仍然不好,再去治疗。选择不治疗的患者对疾病的严重性一般都是乐观预期,相信是小病而不会是大病,靠身体的抵抗能力可以自愈,但有些病往往会在拖

延中变严重。

表 5-2　两周患病不治疗的原因

不治疗原因	频数	百分比(%)
经济困难	691	61.70
自感病轻	269	24.02
无有效措施	76	6.79
其他	47	4.20
无时间	28	2.50
交通不便	9	0.80
合计	1120	100

二、家庭经济状况与医疗机构选择

在进行两周患病治疗时,患者选择何种级别的医疗机构与家庭经济状况是否有关? 在此,以选择正式治疗的患者为样本进行分析。一共有 1295 例患者选择了正式治疗,将这些患者的家庭经济状况与医疗机构类别列联表分析,通过卡方检验,发现两者在统计学上没有显著性($\chi^2 = 14.186$, $P = 0.436$),即说明患者对医疗机构的选择与家庭经济状况没有关联性,患者按自家的经济状况选择医疗机构的愿望不强。通过与农户的访谈得知,两周患病患者在选择医疗机构时考虑更多的是可及性与方便性。通过统计发现,农民选择村卫生室看病的比例是最大的。患者治疗疾病一般从低级别医疗机构开始,如果治疗效果不佳,再到高级别医疗机构。由此可见村级医疗机构处于解决农户疾病的重要关口。详见表 5-3。

表 5-3　两周患病情况下医疗机构选择与家庭经济状况的关系

医院类型	家庭经济状况(例)			合计(例)	χ^2 值	P 值
	富裕	一般	贫困			
私人诊所	29	96	31	156		
村卫生室	127	456	144	727		
乡镇卫生院	26	85	41	152	14.186	0.436
县级医院	47	135	33	215		
地市以上医院	5	30	10	45		
合计	234	802	259	1295		

第二节　慢性病的治疗策略

农村居民在治疗慢性疾病时,除了在村卫生室看病外,另一个选择就是中医治疗。在消化道疾病、风湿性关节炎、癫痫等这类难治的慢性疾病患者中选择中医治疗非常普遍。农民选择中医治疗,有一个逐步筛选的过程。当农民对自己的病情不了解时,最开始可能选择西医治疗,但是随着治疗的进行,如果西医的效果不明显,患者就会尝试着进行中医治疗。一是因为中医治疗的成本相对较低,二是中医在我国有悠久的历史,李时珍、华佗、扁鹊等古代名医的故事给患者带来了积极的心理暗示。

中医得到患者认可的重要原因在于价格,与西医相比,中医价格便宜很多。农民患者进行一次高级别医院的西医治疗,动辄需要几百元的检查费再加几百元的药费,患者感觉太贵难以承担。而进行中医治疗,医生采用"望闻问切"的诊断方法,大大减少了检查的费用。中药材的深加工程度低,所以便宜,按疗程服用中药,一个疗程持续一周左右,药费一般在100多元,是农民患者可以承受的。此外,患者选择中医可能是因为他们感觉中药由植物制成,副作用比较小,而一般西药都是化学产品,毒性大些。慢性病患者需要长期吃药,所以他们更愿意吃中药。

患者进行中医治疗,一种是到中药店或个体中医店按"方子"自我购药,另一种是到正式的医疗机构进行中医治疗。红安县的165户大病农户,56户进行了中医治疗,即在大病农户中约有34%的农户进行了中医治疗。自我到中药店购药治疗的农户有33户,到正规医疗机构由医生开中药的有23户。这只是考察了大病农户的情况,在不够大病标准的农户中,采取中医治疗占的比重更大。

农村家庭全年卫生医疗总支出中自购中药的开支中位数占比约7%。通过医疗机构进行中医治疗的开支占全家医疗开支的比例的中位数约7.9%。从家庭的医疗开支所占的比例上看,中药的开支并不高,这正是农民选择中医治疗的原因之一。中医花费不多,但农民寄予通过中医治愈疾病的希望更大。

中医所治疗的疾病类型较为广泛,但以慢性疾病为主,其中寻求中医治疗所占比例较大的是运动系统疾病,如风湿关节炎、损伤等。有些较严重的疾病如癌症,在目前常规的西医治疗效果有限的情况下,患者总是希望神奇的中医能带来奇迹。

第三节　大病治疗策略

如果说两周患病对农户所产生的后续影响还无法预测的话,则大病对农户的影响是显而易见的,农户必须采取措施应对,否则疾病风险损失加重。其损失要么是经济损失要么是劳动能力损失。农户在应对大病风险时,可能会进行多方面的权衡。例如,从家庭经济状况、患者在家庭的角色地位等进行综合考虑从而选择适宜的、符合家庭实际的治疗方式。大病的治疗方式是农户家庭慎重决策的结果。

一、家庭经济与策略

大病的治疗与家庭经济状况关联性更强,因为大病的花费更高。经过独立性检验,两者在统计学上具有显著性($x^2 = 19.655$, $P = 0.000$),即家庭经济状况影响了大病治疗,贫困患者未看过医生的比例比富裕患者的比例高。详见表5-4。

表5-4　大病的治疗情况与家庭经济状况的关系单位

看医生否	家庭经济状况(%)			合计(%)	x^2 值	P 值
	富裕	一般	贫困			
看过	73.92	69.63	61.34	67.82		
未看过	26.08	30.37	38.66	32.18	19.655	0.000
合计	100.00	100.00	100.00	100.00		

二、年龄大小与策略

农户家庭成员的年龄与其在家庭的地位是有关系的,农民多从事体力活动获得收入,年龄与体力密切相关。未成年的小孩是家庭的未来,虽然暂时还不是家里的劳动力,但他们的健康成长承载着家庭的未来与希望,在家庭中处于重要地位受到保护;青壮年是家庭收入的支柱,在家中有绝对的话语权;老龄意味着劳动能力的弱化,中老年在家庭中的地位由主导转为弱势。年龄与大病治疗的关系经卡方检验在统计学上有显著性($x^2 = 120.499$, $P = 0.000$),即年龄与治疗方式是有关系的。在每个年龄段,虽然看过医生的人数要多于未看过医生的人数,但两者相比,年龄越小的,看过与未看过医生之比值越高,即治疗越积极。随年龄增加,看过医生与未看过医生的比值在减小,表明年龄越大者,对疾病的治疗不积极的比例越高。详情见表5-5。

表 5-5　年龄与大病应对方式的关系

年龄分组	看过医生（例）	未看过医生（例）	合计（例）	看与未看之比	χ^2 值	P 值
0—4 岁	75	3	78	25.0		
5—14 岁	114	15	129	7.60		
15—24 岁	175	38	213	4.61		
25—34 岁	192	48	240	4.00		
35—44 岁	398	176	574	2.26	120.449	0.000
45—54 岁	599	315	914	1.90		
55—64 岁	479	276	755	1.72		
65 岁及以上	376	257	633	1.46		
合计	2408	1128	3536	2.10		

虽然有些大病患者进行了治疗,但是治疗得并不充分,如应当住院治疗的而未住院。在调查的 3536 例大病患者中,有 333 例是医生要求住院治疗的而患者未按要求及时住院,占总数的 9.42%。未住院的原因有经济困难、认为没有必要、没有时间、其他原因等,其中因为经济困难未住院的比例最高达 87.99%。

第四节　疾病治疗的资金筹集

蒋远胜和冯布恩(2005)把农户筹集疾病费用的策略分成了十种,即使用现金和储蓄、出售畜禽、出售其他财产、亲友的贷款、放债者的贷款、亲友赠与、赊欠医疗费用、免除医疗费用、子女赡养赠与、保险机构的补偿,并且把这十种策略分成了三轮,通过三轮筹资一般都能获得所需的医疗费用。陈传波和丁士军(2005)认为,农户在应对风险时,其处理风险的策略具有等级性:减少消费,动用储蓄;储蓄不足时,会寻求亲友借贷;借贷无门时,则转求高利贷;过度劳动投入;卖消费性资产;卖生产性资产;背井离乡/打工。这些策略均失败时可能采取不为社会接纳的方式生存。上述研究者对农户风险处理策略的总结是切合实际的,但由于农户的差别化条件,在策略实施过程中有所差别。

疾病的筹资是风险处理中的应对措施之一,是在风险(疾病)正在发生时,如何有效筹集到钱来应对疾病风险的一种策略。蒋远胜所描述的十种策略在疾病发生时可能并不全部被采用,有些策略是在疾病治疗完成后才会用到。疾病中的筹资主要有储蓄、借款、卖农产品、贷款、亲友的赠与、卖资产等方式。这几种方式如何组合还要视病情和家庭经济状况、病情危重与否、筹资的时间差别从而策略有所变化(见表5-6)。家庭的经济状况不同,策略的选择也不同。慢性病的贫困患者,筹资方式主要靠借款、卖自己家的农产品等筹集足够的看病资金后再去治疗;慢性病的富裕患者可以通过自己的储蓄来应对。虽然都是慢性病,但是贫困患者与富裕患者采取的方式并不一样,贫困患者没有储蓄,自己的亲戚赠与的可能性也较小,主要靠自己的力量来筹得治病资金。急性病的贫困患者筹资方式主要通过借款(亲戚的)、直系亲属的赠与等策略。急性病的富裕患者的筹资方式是通过储蓄、借款(亲戚和熟人的)等策略。病情危重的情况下,贫困与富裕患者借款的对象有差别,富裕患者可借款的对象更多一些。

表5-6 不同经济状况与疾病类型下的筹资策略

病情	家庭经济状况	
	贫困	富裕
急性病	借、赠与	储蓄、借
慢性病	借、卖产品	储蓄

通过对红安县大病农户的医疗费筹集方式统计,这些农户在疾病治疗过

程中,都动用了一定数量的现金,但不是每户都有充足的现金来支付大病的医疗费用,必须采取一些措施来筹集。有些措施是迫不得已的情况下才采用的,如卖生产工具,对农户的生计是有影响的;让子女辍学也是农户无奈的选择。困难农户筹集治疗资金的办法不止一种,竭尽所能地寻求多种方式。农户想尽了办法也无法靠自己得到足够的资金,就会寻求社会帮助。本部分只关注了农户的自我应对方式(见表5-7),没把社会帮助方式在此处阐述,社会帮助方式在非正式保障章节里再详细分析。

表5-7 农户应对疾病的资金筹集方式

筹资措施	户数(户)	占大病户数比(%)	备注
储蓄	1204	62.87	家里或多或少有点,但往往不够
卖家里存的农产品	408	21.31	本来不打算卖的,因为不是最佳时机
卖家里的生活用品	171	8.93	家电、家具等日常生活用品
卖家畜	102	5.33	卖的并不是在恰当时机,如没养大就要卖
卖生产工具	16	0.84	如卖耕牛、农机具等
做更多的事	345	18.02	以前做一份事,现在做两份事
找其他赚钱的事	198	10.34	改变现在的工作,找其他的挣钱路径
减少食物开支	252	13.16	要么减少数量,要么减少质量
让子女辍学	45	2.35	特别是家里有多个孩子上学的,辍学情况常见
其他	10	0.52	上述没罗列到的其他方法

在表5-7的资金筹集方式中,有一定的层次性,排在前面的方式是大病农户优先选择的,其中"做更多的事、找其他赚钱的事、减少食物开支、让子女辍学"等方式,一般指疾病发生后的后续措施,农户生病以前的生计方式不能满足现在的生活而发生生计策略的变化,对疾病发生时的救急功能作用体现较弱。

第五节 农户应对疾病风险能力评价

一、农户应对疾病成功与否的评价方法

农户应对疾病是否成功,没有统一的衡量标准。蒋远胜和冯布恩(2005)认为应对疾病的策略是否成功有三个经济标准:一是应对策略能否转移灾难即家庭的经济崩溃;二是它能否减少或转移由疾病造成的对家庭生产力的负面影响;三是应对策略能否有效保护家庭财产。第一种所指的经济崩溃意味着家庭的解体,即疾病的治疗使家庭解散,严重到家破人亡事件的发生。当然并不一定是"人亡"家才破,"崩溃"强调的是家庭关系破裂,即不能承受家庭经济压力时治病导致家庭成员之间矛盾的产生,有时夫妻之间、子女之间的融洽关系被破坏。这种情况虽有发生,但不是很常见。第三种保护家庭财产是指生产资料等资产在农户应对疾病的策略中得到了保全,未进行变卖。而第二种,疾病对家庭生产力的负面影响与农户的应对策略是否成功关系不大,因为疾病的发生有时不以人的意志转移,它受环境因素及身体潜在特质影响,当然也受个体主观行为的影响。疾病能否治愈且不影响生产力,农户自己无法决定,应由疾病的特征所决定,有些疾病的发生将终生影响患者的生产能力。风险策略研究中,很多是从风险所导致损失的角度判断风险的应对成功与否,经济损失的大小是唯一的测量标准。而疾病产生的影响中经济损失是一个方面,还有其他相关联的影响要考虑。

本章通过对农户的深度访谈资料,根据各个大病农户的疾病治疗经验,尝试用以下标准来认定疾病应对不成功:一是疾病治疗不持续,即当疾病还未治愈时,不再继续治疗了,或者是家里有多人生病时只能保证一个人的治疗,其他成员采取保守治疗或不治。此处所述的不能持续治疗不包括疾病的不可治而放弃的情况。二是为治病变卖了家里生产资料(如耕牛、母猪、用于生产的

机器等），判定为疾病应对不成功。因为卖生产资料治疗疾病的方式是一种丧失家庭生计能力的应对方式，是农户确实没有办法解决就医问题的无奈选择，将使该家庭的收入能力变得更弱。三是生病导致户内学龄学生辍学的情况，判定为应对疾病不成功。学龄学生的在校学习是提高家庭未来收入能力的重要方式。一般情况下，一个家庭不会轻易让孩子辍学，辍学意味着对孩子的心理伤害（只要不是孩子厌学的情况），使孩子对父母产生不满情绪，甚至引发子女与父母间的隔阂。辍学即意味着家庭应对疾病方法的失败。相反，在应对疾病过程中，哪怕患者借了更多的钱，背上了不少的外债，如果未发生上述的情况，即可认为患者应对疾病是成功的，毕竟他们能想办法解决疾病的暂时困扰，只是预支了未来的收入。

二、研究假设

对于医疗费用如何影响就医问题，不仅涉及农户自有资金，还涉及家庭收入以外的其他因素，即有另外可提供资助的力量。社会资本可以帮助农户应对风险，不同农户的社会资本有规模和质量之分，规模代表着社会网络的大小即关系者的数量，质量可用社会网络中关系者的地位来衡量，即如果一个家庭有资产较多的、有较好职业的亲友，即使亲友数量不多，提供的帮助也可能远远大于虽然亲友很多，但都没有什么帮助能力的。社会资本的衡量用一个家庭的年人情收支来测度。如果人情收支大，则社会资本相对优，人情收支包含了社会网络规模及质量。

假设1：凡是应对不成功的农户肯定是疾病医疗开支远大于家庭收入，即疾病支出占家庭的收入比例较大。该假设支持只要降低农户医疗费用支出，就可以保证病有所医。或者说，只要农户的收入足够保证医疗开支，农户也是可以顺利应对疾病风险的。

假设2：农户在自身应对能力不足的情况下，必须通过社会资本的帮助应对疾病风险。该假设研究社会资本的作用，即通过外力来帮助农户应对疾病风险。

三、数据使用及说明

利用红安县 HAIDI 数据,165 户大病农户中有 159 户符合本章研究的有效样本[①]。样本户分布在红安县的 3 个乡镇 10 个村。记录的是 2006 年的截面数据,描述了大病农户的家庭成员疾病发生、发展与治疗的过程。数据的获得是通过患者或家庭知情者对疾病过程的一个追溯性回忆,包括患者何时发病、在哪里治疗、治疗的花费、治疗经费的来源、获得的帮助、帮助的来源、疾病给家庭带来的影响、家庭的收入、支出情况等。

患者能否成功应对疾病,应用的标准有三个:(1)是否能持续治疗疾病;(2)是否变卖家里的生产资料;(3)是否有子女辍学。在处于同等家庭经济状况下,面对疾病风险,有的家庭可以成功应对而有的家庭则不行,所以有经济以外的因素起了作用。在考虑影响因素时主要选择以下几方面的因素作为解释变量(见表 5-8):户主特征、家庭特征和大病特征、医疗保障、社会资本。由于样本户处于同一个县,各项政策和乡村基础设施情况相差不大,所以环境变量的选择可以忽略。被解释变量值的决定中当出现了前述的未持续治疗、卖生产工具、让子女辍学等其中一种情况时,用 $y = 0$ 表示"应对不成功"。未出现前述情况则用 $y = 1$ 表示"应对成功"。

表 5-8　解释变量列表

户主特征	hjob	户主从事的职业,非农业职业=0,农业职业=1
	hage	户主的年龄
	hedu	户主的文化程度,文盲=1,小学=2,初中及以上=3

---

① 其中有六户样本是因为车祸导致的受伤,医疗费用及照顾等由肇事者提供,农户自己承担的风险变小,不存在应对成功与失败,所以做分析时剔除了这部分农户。

续表

家庭特征	avicom	家庭人均收入
	wea	家庭经济状况,非贫困=1,贫困=0
	nap	非农业收入的比重(家庭非农业收入与全部收入的比)
	avill	家庭医疗卫生支出占收入的比例
大病特征	ill	疾病危急程度,急性大病=1,非急性大病=0
	iage	患者年龄,15岁及以下=1,16—35岁=2,36—50岁=3,51—65岁=4,65岁及以上=5
	illsex	患者性别,男性=1,女性=0
医疗保障	ncmill	新农合补偿与医疗支出之比
社会资本	sc	家庭最近一年的人情收支总和

其中,社会资本用家庭的社会网络规模来衡量是通行的做法,但由于统计的复杂性及调查设计等原因,这方面的数据有所欠缺。本章采用了家庭的年人情收支大小来评价一个家庭的社会资本情况。农村很注重人情的礼尚往来,若发生婚丧嫁娶等大事,或其他认为值得庆贺的事情,都会通知亲友乡邻,被通知的人就要上门表示祝贺或慰问并随礼。通过随礼,一方面联系了亲友的感情,另一方面可以聚集一定的礼金来平滑消费需求。家庭的人情收支多,表示家庭外的社会网络较好,对外交往较好,社会资本丰富。家庭人情收支少,意味着该家庭的社会资本相对较欠缺。格鲁特尔特(Grootaert,1999)认为,社会资本能显著减少贫困,而且社会资本对于特别穷的群体来说更加重要,被称为"穷人的资本"。

表5-9利用159户样本数据进行描述性统计,除了总体数据描述外,另外对应对成功和应对不成功疾病群体的数据进行比较。可以发现,应对成功和不成功群体之间存在一些差距:(1)户主特征方面,应对成功的群体,户主从

事农业的比重大,受教育程度高于应对不成功的群体,年龄小于应对不成功的群体。(2)家庭特征方面,应对成功的群体,家庭年人均收入明显高于应对不成功的群体,家庭的经济状况好于应对不成功的群体,家庭医疗开支比例低于应对不成功的群体。(3)大病特征方面,差异主要在患者年龄上,应对不成功的群体患者的年龄高于应对成功的群体。(4)医疗保障方面,应对成功的群体与应对不成功的群体的差异不大。(5)社会资本方面,应对疾病成功的群体的社会资本显著地高于应对疾病不成功的群体。

表 5-9　解释变量的描述统计

应对成功率:75.5%							
观察值		不成功 39 户		成功 120 户		整体 159 户	
		均值	标准差	均值	标准差	均值	标准差
户主特征	hjob 户主从事的职业	0.51	0.51	0.58	0.50	0.56	0.50
	hedu 户主的文化程度	2.13	0.80	2.37	0.76	2.31	0.77
	hage 户主的年龄	53.82	11.50	48.75	9.18	49.99	10.00
家庭特征	avicom 家庭人均收入	1646.78	1275.24	3003.33	2309.04	2670.59	2179.35
	wea 家庭经济状况	0.23	0.43	0.73	0.45	0.60	0.49
	nap 非农业收入的比重	0.51	0.37	0.55	0.36	0.54	0.36
	avill 家庭医疗支出占收入的比例	3.68	5.61	1.63	3.72	2.12	4.44
大病特征	ill 疾病危急程度	0.46	0.51	0.46	0.50	0.46	0.50
	iage 患者年龄	3.31	0.89	2.97	1.07	3.05	1.04
	illsex 患者性别	0.67	0.48	0.59	0.49	0.61	0.49
医疗保障	ncmill 新农合补偿与医疗支出之比	0.096	0.143	0.088	0.133	0.090	0.135
社会资本	sc 家庭最近一年的人情收支总和	306.67	870.18	1004.00	765.91	832.96	845.29

四、模型和实证结果

(一)模型构建

本章研究建立如下的 Probit 模型来考察成功应对的决定因素。

$$P(Y_i = 1) = \Phi(\alpha + \beta_i X_i + u_i)$$

方程左边 $P(Y_i = 1)$ 表示第 i 个家庭成功应对疾病的概率。式中的下标 i 表示第 i 个家庭;β 表示各变量的影响系数;X 表示各个解释变量。

用 Stata 的 dprobit 方法,得到模型中各解释变量的偏效应和标准差的估计,结果见表5-10。

表 5-10　计量结果

解释变量		被解释变量:成功应对			
		dF/dx	标准差	z	$P>z$
户主特征	hjob 户主从事的职业	0.036	0.063	0.58	0.563
	hedu2 户主的文化程度	−0.004	0.004	−0.95	0.342
	hedu3 户主的文化程度	0.057	0.076	0.70	0.483
	hage 户主的年龄	−0.022	0.087	−0.25	0.804
家庭特征	avicom** 家庭人均收入	0.0001	0.000	2.12	0.034
	wea* 家庭经济状况	0.285	0.075	4.02	0.000
	nap** 非农业收入的比重	−0.277	0.111	−2.44	0.015
	avill 家庭医疗支出占收入的比例	−0.008	0.007	−1.19	0.235
大病特征	ill 疾病危急程度	0.001	0.062	0.02	0.983
	iage2 患者年龄	−0.253	0.244	−1.23	0.219
	iage3 患者年龄	−0.223	0.192	−1.31	0.190
	iage4 患者年龄	−0.275	0.207	−1.49	0.136
	iage5 患者年龄	−0.235	0.357	−0.81	0.417
	illsex 患者性别	−0.044	0.063	−0.67	0.500

解释变量		被解释变量:成功应对			
		dF/dx	标准差	z	P>z
医疗保障	ncmill 新农合补偿与医疗支出之比	0.117	0.254	0.46	0.646
社会资本	sc* 家庭最近一年的人情收支总和	0.0001	0.000	3.23	0.001
Number of obs = 159 LR chi^2(15) = 65.49 Prob>chi^2 = 0.0000 Pseudo R^2 = 0.3697					

注:*、**分别表示在1%、5%水平上显著。hedu2表示小学相对于文盲,hedu3表示初中相对于文盲,
　　iage2表示16—23岁组相对于15岁及以下组,iage3表示36—50岁组相对于15岁及以下组,iage4
　　表示51—65岁组相对于15岁及以下组,iage5表示65岁以上组相对于15岁及以下组。

(二)结果解释

户主特征方面的影响。户主文化程度为小学及户主的年龄增加,不利于应对疾病,但影响不显著;户主从事农业职业有利于成功应对疾病,这与我们一般预期即认为非农业职业的收入更高,农户应对疾病风险的能力更强的认识相左。可能的原因是:户主在本地从事农业职业,在家应对疾病可能更及时,当疾病发生时能有效地调动资源进行应对,避免产生更严重的影响,所以成功的比例就高些;户主的文化在初中及以上时,有利于成功应对疾病。总体来说,户主特征对能否成功应对疾病影响不显著。

家庭特征方面的影响。家庭人均收入增加有利于成功应对疾病,并且影响显著;非贫困农户更有利于应对疾病,且影响显著;非农业收入比重大的农户不利于成功应对疾病,且影响显著,与预期不一致,即一般认为非农业收入的比重高于农业收入,应该更有经济能力来应对疾病。笔者分析认为,非农业收入比重大的农户,无持久的收入,可能只是应付了家庭的开支后没有多少储蓄。而当家庭成员生病需要治疗时,能拿出的医疗费用非常有限,即非农业收入人员对家庭疾病成员的贡献有限。一是他们的收入有限,二是非农业收入

人员的在外开支较大,当有家庭成员生病时,他们回家的成本很高(包括交通、误工等);家庭医疗卫生支出占收入的比例大不利于成功应对疾病,但其影响不显著。

大病特征方面的影响。家庭应付急性大病可能更积极,且治疗后康复的可能性更高。在应对非急性大病特别是慢性疾病方面,农户易拖延,导致治疗的周期长,康复更困难就失去了治疗的积极性。疾病危急程度对应对成功的影响不显著;患者的各个年龄层次与 15 岁及以下的年龄层次比较,都对应对成功有负向影响。因为处于青壮年时期的病人,丧失的是劳动力,所以他们生病后应对疾病风险更困难。65 岁及以上的病人,很多放弃了积极治疗的措施。患者年龄的影响不具有显著性;患者的性别对疾病应对成功的影响是负向的,男性患者应对不成功的概率更高。因为农村男性是家庭更重要的劳动力,生病治疗更积极,但最后往往导致家庭资源耗尽而无法再应对。患者的性别影响不显著。

医疗保障方面的影响。农民患病所获得的医疗保障主要是新农合和大病医疗救助,其对农户成功应对疾病具有正向影响,获得的补偿比例越高,应对成功的概率越高,但其影响不显著。

社会资本方面的影响。社会资本越多的,成功应对疾病的概率越高,社会资本用家庭人情开支大小衡量,即人情开支越大,社会资本越多。社会资本对农户成功应对疾病具有显著性的影响。

五、结论

研究假设 1 未得到证实,即不能认为农户大病支出占家庭收入比重较大就不能成功应对疾病风险了。虽然这个趋势是存在的,但不具有显著性。因为这种情况还受农户的家庭经济状况影响,虽然暂时的看病支出较大,但若农户有良好的资源可调用,还是可以应对成功的。

研究假设 2 得到了证实。社会资本可显著地影响农户应对疾病风险成功的概率。在农村社会资本的重要性更突出,特别是在社会保障制度不健全的情况下。在有困难时,乡邻亲戚的帮助很重要。

综上所述,在农户应对疾病方面,家庭特征起着非常重要的作用,特别是家庭人均收入和家庭的经济状况等对成功应对疾病有显著影响。非农业收入比重大的家庭,有时应对疾病并不成功。医疗保障对农户成功应对大病方面,显著性未得到检验,可能的原因是 2006 年左右的新农合以及医疗救助的筹资金额和补助金额很有限。社会资本对农户成功应对疾病起着显著的正向影响作用。

第六章 农户疾病风险的非正式保障

非正式保障指除了国家强制实施或主导的各种形式的社会保障制度及具有商业性质的保险之外的,通过社会成员合作对单个成员发生疾病风险后,为减少风险损失而采取的预防或应对措施,是人们在长期交往中无意识形成的,由价值信念、伦理规范、道德观念、风俗习惯和意识形态等因素组成。非正式保障没有强制性的规范,完全靠人们在社会生产、生活中形成的各种联系而产生,当一方陷入困境时,另一方出于情感而给予其经济、物质或其他方式的支持。中华民族千年的历史文化、社会经济背景决定了人们非常重视亲情关系,关系网络是华人社会普遍存在的现象,发挥着重要作用(蒋远胜等,2003)。农村长期存在的社会保障不足的问题,给予非正式保障发展的巨大空间。非正式保障给患者或家庭提供各种支持,本章研究把非正式保障提供的支持又称为非正式支持。

第一节 非正式保障的供给

随着社会的变迁和进步,非正式支持的提供者关系变得更复杂,分类方法多种多样,姚远(2003)通过研究老年人的非正式支持,将其分为三类。第一类是家庭成员内的支持;第二类是亲属之间的支持,包括兄弟姐妹及远亲、姻亲等对家庭的帮助;第三类是非亲属的支持,非亲属又可以分为两个子类,一类是邻居、朋友、同事等,另一类是慈善机构、非政府组织、社区志愿者服务等。也有学者将家庭支持与非正式支持和正式支持并列,作为第三种支持形式(肯迪格等,1997)。地域上的同乡、同社区,血缘上的同族、同宗,业缘上的战友、同行都可成为非正式支持的来源。在以往农村较封闭的条件下,农民的关系网络主要体现在血缘和近邻方面,同乡和业缘关系发挥的作用并不明显。随着农民的外出流动,同乡和业缘关系发挥了越来越重要的作用。

中国人的关系就像费孝通所阐述的"波纹关系",与波纹中心距离相等的圈,其关系也相等,因此按彼此之间的关系对支持者进行分类是可行的。在以往研究中,多以被访谈者为中心来划分关系类型,而本章研究是患者患病所导致的帮助需求,所以应以患者为中心来划分关系。患病的关联性影响较大,一人患病影响全家,应把整户作为单元来测度农户所得到的支持。有时又以户内、户外作为帮助者来源的分类标准。户内与户外的父辈和子辈之间的支持关系的区别在于子女是否成家、是否与父母分家,成家与分家对原家庭的支持力度和目标是有差别的。

本章研究的社会支持网络是指有家庭成员患病的农户获得的支持,其支持内容比较具体明确。据调查,农户疾病风险处理过程中所得到的支持主要有治疗资金的资助、治疗信息的提供、生产帮助、生活照料和精神慰藉等。

一、资金资助

患者就医先交费,已经形成共识。我国目前患者就医付费可分为两种情况,一种是医保付费(统筹基金),另一种是自费。城乡居民的门诊费用一般是现金支付,也可用医保个人账户上的余额支付,湖北省从 2020 年起,门诊费用也可使用门诊统筹基金,取消了个人账户。需要住院的,住院门槛费用需要现金支付。

农户对疾病风险的资金预备不足。农户可以为砌新房、婚丧嫁娶、子女上学等可预见的大额开支准备资金,但对疾病风险医疗开支预防不足。一是风险乐观估计。农户普遍有一种心理,即认为在身体健康的情况下去预想生病的事是不吉利的,当然也就不会为疾病风险储蓄;二是收支不平衡。农民收入有限,每年的收入除去开支后所余不多,如建新房、操办婚事,可能花光农户多年的储蓄还不够,需要借款。若不幸遭遇大病突袭,靠其社会关系网络的支持来获得治疗费用就成为必然的选择。

非正式支持的资金来源多样。农户从非正式支持获得的资金帮助,主要来源于自己家族、邻居、村民、同事、朋友、高利贷、金融机构贷款、赊欠医生的治疗费用等。个人和家庭的社会网络对农户提供疾病治疗资金支持发挥着极为重要的作用。张文宏等(1999)通过对天津城乡居民社会网络的实证研究发现:在财务支持网络中,农民平均67.7%的财务支持网络是由亲属构成的;在亲属关系中,兄弟姐妹和其他亲属比父母和子女发挥着更大的财务支持作用;在非亲属关系中,同事、朋友和邻居也发挥着重要的财务支持作用。正如费孝通先生所指出的"差序格局"一样,农户因病需要借钱时,首先考虑向亲戚借,其次考虑向朋友和邻居借(刘仲翔,2005)。亲属关系在农户疾病处理过程中能够提供的资金支持,与中国传统儒家文化的重亲情、讲孝道、认宗族是密切相关的。

资金的筹集过程要持续一段时间,因为筹资的不确定性,筹得资金的时间有短有长。农户会考虑筹资渠道的难易度,先从较易借的对象开始借款,依次向借款把握不大的对象借款。借款对象具有层次性,即从较亲的关系到较熟悉的关系渐次推进,从直系亲属到旁系亲属再到朋友熟人。疾病有多样性,根据其发生的轻重程度及表现形式,可分为急性病、慢性病。由于病情的不同,在应对过程中有所差异,筹集医疗费用的方式上会有区别。例如,在突发急性病的情况下,这种由近亲到远亲再到朋友的筹资方式就转变为根据与发病者空间距离的远近来选择筹资对象。如下述案例:

案例6-1:"2006年2月25日,半夜的时候吐血,好吓人,孩子又不在家,天亮了之后去喊我娘家的堂兄帮忙送医院,找堂姐借钱,借了2000元。送医院后开始输液,输了半个小时,又吐血,昏死过去,抢救了十几分钟后醒过来了。身上安了心电图,挂了氧气。医生说必须输血,要输1400元的血,我当时只有借的2000元钱。还好,区医院里的骨科医生是丈夫的堂哥,他给我们借了1400元钱,他又找别人(同事)借了钱才凑齐。第二天,儿子从外地回来了,是我打了电话,他带了3000元钱回来,另外还找做生意的四姐(堂姐)借了1000元,还了买血的钱。"

案例6-2:"2005年腊月的时候,他突然病了。我把他背到镇上,搭客车到县二医院去看。那时孩子们都在外地打工,医生看了后说要动手术,就住在了卫生院里。没有钱,我就找村里的侯书记借了2500元,找信用社贷了5000元,然后就给儿子们打电话,借的钱等到儿子们回来后就还了。"

上述案例表明,父母遇到急病时,首先想到让儿子出费用。儿子不在身边,就找住得近的亲戚借,如果较近的亲戚仍不能满足借钱的需求,筹资对象的选择不再考虑亲戚关系的远近,而是衡量筹资的可及性,即以最快的方式筹集到足够的资金。例如,在案例6-1中,患者在最先发病时,筹资可能并没有想到其堂哥,但病情已危及生命,所以筹资的范围随患者的移动而有所扩大,关系的远近不再是首先考虑的因素。案例6-2中,在筹资对象的选择时,村里的邻近熟人起着重要作用,先找这些人借钱救急,然后让儿子再偿还,此时弱关系①起到了关键作用。

在病人治疗的求助过程中,弱关系在这类"救急"事件中的社会支持作用比一般的救助所起的作用大。当然,不是亲戚关系间的借款具有短时性,借款

---

① 肖鸿测量关系力量的"四个维度":互动频率高为强关系,频率低则为弱关系;感情较深、较强为强关系,反之则为弱关系;关系密切为强关系,反之为弱关系;互惠交换多而广为强关系,反之为弱关系(肖鸿,1999)。

者要承诺还款日期。被借者从人道的角度考量,认为不借钱救人可能导致病人死亡,在有资金能力的情况下,难以出口拒绝。没有病情紧急这个条件,农户可能不会选择该借款对象,在紧急状态消除后,会尽快采取措施来还款,还关系远者的钱,欠关系近者的钱。中国人行动逻辑的情境性和变通性,一般会对被求助者形成帮助的压力,否则就不通"人情"了(翟学伟,2001),这还得靠平时与邻近的熟人积累的融洽关系。

农户应对慢性病,与治疗急性病相比,筹资选择、治疗态度也大有不同。农户对慢性病抱着有钱就治,没钱就拖的态度。在病情拖不下去的情况下,选择就近就医,即在村卫生室或自己比较熟悉的私人诊所治疗,费用可以欠着。在近处治疗时,患者可以借钱支付当时的医疗费用,但他们并不打算这样做。原因一方面是医疗服务提供者——乡村医生对患者现金支付医疗费的要求不强烈。由于地缘关系,医生与患者的信息比较透明,发生赖账的可能性小。医患之间的联系可能比患者与其亲属之间的联系更紧密,患者有时宁愿选择欠医生也不愿欠亲戚的钱来应对疾病。另一方面是小诊所之间的竞争性,在农村不单有村卫生室,还有一些个体诊所。方圆两公里内,农户就医选择的诊所多,小诊所之间有竞争,给农户的赊欠提供了可能①。调查反映有50%的农户有在村里的小诊所或村卫生室赊欠医疗费的经历,赊欠最短的一个星期,赊欠最长的一年以上。如果到农户熟悉的地缘之外的医疗点进行治疗,筹资选择一般按近亲—远亲—朋友和同事这种顺序。

二、信息提供

信息是一种资源,具有稀缺性。从成本角度分析,信息是有成本的。某地、某人或某种方法治疗某种疾病非常有效,这种信息往往局限于特定的范围内,超过这一范围被获知的可能性较小。让活动空间并不广的患病农户自己

---

①　目前,农村对村卫生室和私人诊所管理很严格,基本上一个村只有一个诊所了,小诊所的竞争力有所减弱。基本上是公办的,药物费用下降,赊欠医疗费用的情况大大减少。

去寻找这些信息,成本无疑是相当巨大的。若亲戚或熟人曾经历过类似病症,并曾在某地或利用某种方式治愈,农户利用这些信息提供的治疗方式,不但可以减少治疗成本,而且会给患者带来信心。信息的掌握者因曾患的相似病症或见证过治疗效果,要么以同情的心理,要么以谋求被人感谢的心理,只要彼此间没有矛盾,一般都会乐意提供信息。社会网络在人们的求医行为中的作用已经被卫生经济学者和社会学者所证明,如 Pescosolido(1992)在研究求医行为时发现:社会网络中的个人不但可以对求医行为施加影响,而且有时提供指导,是治疗决策的一部分,这些求医行为指导无外乎提供在哪里看、怎么看等信息。

　　案例 6-3:"这次住院看病,花了 2200 多元,没见好,自己要求出院了。后来我听人家说有一种偏方可以治好我的病。老公就陪我到地摊上拣了两服药,总共花了 25 块钱,配的是草药,需要熬成汤喝,喝了后肚子果真就不痛了,身上的肿也慢慢消了,前后只用了一个月,病就好得差不多了"。

　　案例 6-4:"我的类风湿也有十多年了,去医院看过,没有效果。上湾的人给了我一个方子,他是靠这个方子治好了的。到镇上的一个私人诊所里去开草药,用罐子炖了喝,炖了四个月,现在好多了,手可以伸直了,也不麻了,不痛了。"

非正规信息不一定都有效。人是复杂的生物个体,身体特性差别较大,对某人有效的治疗方式对他人不见得有效,信息也有可能给患者造成经济损失或误诊。患者在寻求正规治疗没有效果的情况下更愿意采用熟人提供的治疗信息,对信息无效造成的损失具有宽容心。信息提供者与患者的关系没有明显的强、弱差别。与完全陌生的医托、广告发布者提供的诱导信息相比,与患者有强、弱关系的人提供的信息更可信。

　　案例 6-5:"我看了个电视广告,介绍有个厂家直销点,卖一种药叫作'龙牙肝泰胶囊',专治乙肝,效果说很好,是×××药业生产的,我搭车一去一回花车费 100 多元,有两个多小时的路程,我买了 15 盒那个药,一盒药要 160 元钱,总共花了 2400 元,吃了五个月,一点效果也没有。"

对农户影响最大的,以及受损失最严重的信息其实是来自报刊、广播电视等媒体的夸大治疗效果的药品广告(如案例 6-5)。这些广告宣传力度大,一般针对一些常见的疑难杂症的治疗,农户上当受骗的比例较大,且多是患有疑难杂症,在正规医疗机构没有治疗效果的患者。当信息与利益挂钩时,信息的可信度就值得怀疑了。政府在对印刷品广告、广播电视等传播媒体关于药品宣传的监管上应把好关。患者对媒体虚假性宣传的警惕性不够,所以损失也大。监管部门应予以重视。

三、生产帮助

农活具有极强的季节性,耽误一季农时,就误了一年的收成。如果农户的疾病正好发生在生产季节,必将造成劳动力误工损失(患者本身劳动力的误工,或者家庭成员需照顾患者的误工损失)。农户此时会面临两难选择,要么生产优先,要么治病优先,生产优先则耽误了治疗时机,治病优先则误了收成。要使农户两者兼顾,就要寻求户外劳动力的生产帮助。在缺乏其他非农业收入情况下,农户一般不愿意放弃农业收入。得不到户外劳动力生产帮助的农户,宁愿把病拖一拖,先干完农活后治疗疾病,对延迟治疗产生的后果预估不够。能获得生产帮助的农户可能治疗更及时,不会导致病情加重。如果农户处于治病后的休养期,权衡雇佣劳动力的成本,经济条件差的农户有时不得不减少农业生产规模。所以生产上的劳动力帮助影响农户收入。户外劳动力的生产帮助有两种形式:一是有偿帮助,二是无偿帮助。有偿帮助按天计酬,付给劳动力一天 40 元左右的报酬(2006 年左右的农业活动报酬,现在报酬逐年上涨),另外提供饭、烟、酒等。无偿帮助多发生在亲属之间,或以后能通过劳力回报的熟人之间。以下是患病农户对生产帮助方面的描述。

案例6-6:谭××,男,60岁,妻子59岁,生有一子、二女均成家在外打工。"我(谭××)大概在2005年正月间就感到腹部痛,开了点药吃了后就好些了。到四五月的时候又有点痛,当时忙,要种苞谷、高粱,不种没办法,没有人手帮忙,一直拖到实在痛得不行了,痛了两天两夜,在医务室输液也止不了痛,才到赵化中心卫生院。动手术时,已化脓,发生了肠粘连,不能清洗,也不能手术,肠子粘成了一团。儿子在外地,身边也没什么得力的人,就没转院。从那以后腹部阑尾的地方老是痛,痛起来后,腹部就有一硬块。现在到××医学院检查,说要动手术,要花费上万元,家里拿不出这么多钱,只能靠吃药解决,干一点重活就肚子痛,严重影响生产和生活。"——因没有人帮助生产,自己要干活,误了治疗。

案例6-7:"去年家里的农活都是请人干的。插秧的时候,舅舅们家里来了4个人,帮了2天,在割谷的时候来了8个人帮了3天,还另请了7个人专门帮忙挑担子,每个工是50元。去年家里请工花了950元,这还没有算给请来帮忙的人办生活的钱。今年,舅舅们家里来了8个人,帮了3天,另外,插秧请了8个工,花了400元,请收割机割谷又花了600元,请人挑到家里来又花了400元,这也没有算给帮忙的人办生活的钱。我们自己不能做,请人干活到处都在花钱!"——劳动力生病,生产上请人帮助要付出的成本较大。

四、生活照料

生活照料可分为三类:一是患者生病住院期间的生活照料;二是患者出院后在家里康复期间的生活照料,更甚者是对失去日常生活能力的患者的长期照料;三是承担家务照料。住院照料方面,年龄超过60岁的患者主要靠子女照料,40岁左右的患者多靠配偶照料,未成年或未结婚的患者主要靠父母照料。出院后康复期间的生活照料主要靠配偶,无配偶的还得靠父母照料。患者有子女的,子女的照料只是在医院住院期间。生活的照料一般发生在亲属之间,非亲属的生活照料很少,即使有,也是居住在附近的乡亲提供的偶尔性帮助。农村留守的多是 60 多岁的老人,有配偶的,照料较为周到,没有配偶的,非亲属的老人之间的帮助非常重要。家务照料,如家里原来需照料的小孩、老人及需操持的家务(喂猪、放牛等活动)委托他人,他人的这种帮助也属生活照料。

案例 6-8:夏婆婆 65 岁,老伴 71 岁。生了三个女子、一个儿子。

夏婆婆:"我这次住院,老伴、儿子、媳妇都在医院里照顾,做手术胆都割了。那时候老伴照顾我,我回来一个星期,儿子、媳妇就走了,出去挣钱。在家那时候浑身无力,在床上用从医院带回来的盆子解手、裤子都没法解。老伴还要给我解裤子、穿裤子。两个人(夫妻俩)毕竟方便点,儿子、媳妇觉得害了病的人有传染,出门了。"——病人的康复照料多为配偶。

五、精神慰藉

涉及精神慰藉的研究针对老年人的较多,他们需要可以倾听、说心里话、聊天的对象。患者需要的精神安慰与老年人所需的精神慰藉有所差别,农户家庭成员生病,不单是病人要关怀、倾诉,患者给户内其他成员带来了压力,这种压力既有经济上的,也有生活上和思想上的,所以考察疾病农户的精神慰藉方式应更多元化。

精神慰藉的两种方式。一种方式是来探望患者的亲友人数的多少,反映着农户人缘关系的好坏。农村有习俗,在得知有关系好的农户家里有人生大病了,且严重得住了院的,一般会拿一些营养品如水果、肉、奶粉等去探视,价值一般在 50 元左右(目前探视病人的礼品价值已远高于这个额度了),物品价格不高,给农户的经济帮助不大,但是精神支持很大。另一种方式是患病农户与探视者的交流。聊一聊疾病情况,听一听别人的建议或鼓励性、安慰性的语言,对减轻农户的心理压力有帮助,也可能会得到一些有益的治疗信息。

精神慰藉最重要的是患者亲人的陪护。最亲近的人一般是患者的子女或配偶。亲人陪伴照顾,会给患者很大的安慰,往往对患者的康复作用胜于药物治疗。外出的子女与父母间由于工作等原因长期分隔,子女与父母共同生活的时间越来越少,父母生病子女能回来陪伴就是最大的精神慰藉。有些在外打工的子女闻听父母生病,哪怕没有钱也赶回来,家庭和谐的亲情关系给予患者渡过困难的信心。

案例6-9:"我的小儿子也回来看我了,他回来的时候没有给我钱,走的时候还从我这里拿了路费,年轻人都是这样,在外面花钱太多。不过他回来看看我,我也很高兴。"——儿子回来看望生病的父母,虽没有给予资金上的支持,患者还是很满足。

案例6-10:"我老伴对我说,不管怎样,都会想办法给我治病,就算是瘫痪,他也不会嫌弃我。还说我是他的一个伴儿,在家里就算什么都不干,只是帮忙看个门,他也觉得心里踏实。我听了老伴的话,也觉得自己不应该那样想不开,也想着自己应该治疗,慢慢地好起来。"——配偶间的鼓励,给患者治疗疾病的信心。

第二节　非正式保障评价

一、非正式保障的广泛性

疾病的发生,患者需要获得相应的支持,这种支持在户内几乎是必然发生的。在此,把户内的相互支持排除在外,只考察户外的支持情况。以红安县的165户大病农户为例,发生大病人次464次中[①](富裕家庭患者46人次,一般

---

① 有的家庭有多人生大病,或一人多次生病,获得支持的次数显然与大病人次数有关。

家庭患者222人次,贫困家庭患者196人次),有374人次寻得了户外的支持(见表6-1),获得户外支持的发生率为80.4%。按各经济状况分类比较,发现富裕、一般、贫困家庭户外支持的发生率分别为76.1%、72.5%、90.8%。很显然贫困家庭患者获户外支持的比率相对更高。从支持的来源比较,非正式保障的提供者主要以亲戚为主,多为本地亲戚;有工作单位(打工的单位)的患者,工作单位发挥了一定的作用。

表6-1　各经济状况的患者获得的户外支持来源分类　　（单位:人次）

户外支持来源	富裕	一般	贫困	合计
本地亲戚	23	94	123	240
非本地亲戚	8	29	16	53
邻居	2	20	15	37
务工的单位	1	10	12	23
朋友、同事、同学	0	7	7	14
保险公司	1	1	5	7
合计	35	161	178	374

二、非正式保障的多功能性

非正式保障功能发挥的载体表现为物质、经济、劳动力等。物质、经济支持的功能体现在医疗费用、食物、交通、生活消费、其他开支等。劳动力支持的功能主要体现在照料、生产、家务活动及其他活动等。在非正式支持中,经济支持的功能发挥的频率比较大,主要体现在医疗费用的支持上,对医疗费用的支持频次为107次(见表6-2),占支持总频次(374次)[①]的28.61%。食物的支持主要是为患者购买营养品,伴随着探视活动,或患者就医治疗时,附近的亲属提供就餐等。交通支持指给患者就医提供交通工具,如用摩托车等接送

---

① 由于家庭所获支持的重复性,按功能分的支持频次并不等于374人次。

患者,方便患者及时就医治疗。而劳动力的支持主要用于生病照料和生产活动的帮助中。

表6-2　各经济状况的患者获得支持的功能分类　　（单位:人次）

用途		富裕	一般	贫困	合计
物质和经济支持	医疗费用	7	38	62	107
	食物	7	40	38	85
	生活消费	3	26	28	57
	交通	2	3	7	12
	其他	4	7	11	22
	合计	23	114	146	283
劳动力支持	照料活动	7	25	30	62
	生产活动	5	22	22	49
	家务活动	0	4	3	7
	其他活动	0	7	4	11
	合计	12	58	59	129

三、非正式保障的贡献度

非正式保障的贡献度度量,以大病农户实际的费用开支、大病误工天数和所获得的资金支持、劳动力支持进行比较,即所获得的支持除以实际所发生的损失,比例大则认为非正式保障的贡献度大;反之认为贡献度弱。

以红安县的 HAIDI 数据中非正式支持信息较完备的 165 户大病农户进行分析,将所获支持的金额汇总分类计算平均值。富裕、一般、贫困大病患者平均每户获得的现金支持分别为 4889 元、5211 元、3851 元,平均获得 4406 元的户外支持。而实际发生的医疗费用按富裕、一般、贫困分别为 8649 元、9739元、12584 元(见表 6-3)。经济支持贡献度统计,富裕、一般、贫困分别为

56.5%、53.5%、30.6%,平均贡献度为40.9%。在资金支持上,贫困患者获得
的支持强度最小,但总体支持贡献度达到了40%以上,这个非正式支持贡献
度未包括户内支持,如果加上户内支持,非正式支持的贡献度会超过50%。

表6-3　非正式支持与实际需求的情况

项目	富裕	一般	贫困	合计
获现金支持平均额度(元)	4889	5211	3851	4406
获劳动力支持平均天数(天)	19	13	31	21
大病户均医疗开支(元)	8649	9739	12584	10769
大病户均误工(天)	146	159	202	168

劳动力支持贡献度。富裕、一般、贫困分别为13%、8.2%、15.3%,平均劳
动力支持强度为12.5%,贫困户获得的劳动力支持强度是最高的。

第三节　正式与非正式保障差异性

正式保障与非正式保障的提供者存在较大差异,因为有差异又衍生了其
他方面的差别。例如,供给条件、可及性、灵活性、互动性方面的差别(乔勇和
丁士军,2012)。

一、提供者差异

当前我国农村的正式保障,其提供者主要是政府或组织,提供者渠道比较
单一。农村的正式保障无论是新农合还是贫困医疗救助,政府起主导作用。
而非正式保障提供者渠道多样、非常灵活,有户内的、户外的;有亲戚、非亲戚;
有亲缘、姻缘、血缘、业缘、地缘等;有单位、有非政府组织机构。非正式保障方
式广泛,关键在于如何调动运用。

二、供给条件差异

按经济学的物品分类,非正式支持具有私人物品的性质,而正式支持具有公共物品的性质。对私人物品的消费,消费者承担全部的成本,消费什么、消费多少完全由消费者自己决定,所以疾病农户在利用非正式支持时,应用条件比较宽松。户内的支持是自发的行为,疾病发生能得到的支持是及时的。户外的支持,只要被支持者认为能帮上忙的,一般能得到支持。

正式支持具有公共物品特性,消费者对公共物品有过度消费的倾向。为防止过度消费,公共物品提供者需制定一些措施来进行控制。例如,城乡医疗保险设置的条件:首先农户必须支付新农合的筹资,其次是治疗范围受一定限制,如未在定点医疗机构就诊的、超药品目录范围用药的、应当从工伤保险基金中支付的、应当由第三方负担的、应当由公共卫生负担的、在境外就医的等,医保基金不予支付。城乡医疗救助只针对特困供养人员、低保对象、享受国家抚恤和生活补助待遇的优抚对象。

三、可及性差异

可及性是指农户在需要支持时,支持系统提供帮助能否到位。当前,我国跨省异地就医直接结算还未全覆盖。在未开通直接结算的就医地发生的医疗费用先由个人垫付,出院后凭医药费用收费发票、费用明细清单、病情诊断证明、医疗机构级别及医疗保险定点资质证明、长期医嘱、临时医嘱和出院记录等资料到医疗保险经办机构报销,获得医疗保障支持的过程滞后。非正式支持的可及性强,只要有社会关系网络,随时随地都有可能获得支持。

四、灵活性差异

灵活性是指疾病农户有不同的需求,支持的提供者是否能根据农户多变的需求提供相应的支持。农户需要支持的内容,一是因农户不同而有差异,二是即使是同一农户也因疾病发展的不同阶段有不同需求。正式保障制度,一旦制定,不会因人而异,如提供资金就不会提供物质,提供物质就不会提供资金。非正式支持不受任何条件的限制,只要个人的社会关系网络存在,就可不分时间、不分地点去获得或多或少的帮助。

五、互动性差异

互动性是指支持提供者与被支持者之间的情感或行为的互动。非正式支持有社会交换性,布劳(1988)认为社会交换是当别人作出报答性反应就发生、当别人不再作出报答性反应就停止的行动。非正式支持体系中被支持者所获得的支持,在一定的时候要归还给支持者。一方面是经济回报,如借1000元钱,到一定时期要如数还给提供者;另一方面,被支持者背负了"人情债",需在适当的时候给予回报。而正式保障提供的帮助是单向的,无须被支持者回报,疾病农户若从正式保障中得到1000元资金,无须归还。所获若与预期有差别,即所获的资金没达到预期还会有不满情绪,所获多于预期,则对政府相关正式保障制度更加信任。疾病农户虽然从非正式支持途径获得了帮助,但是疾病造成的负担并没减轻。而从正式支持中所获的帮助确实有减轻农户负担的作用。农户希望从正式支持得到的帮助越多越好。

第七章　公共投入保障农户就医

本章所指的补需方投入是对农民的疾病保障,主要体现于新农合、医疗救助。政府对农村居民的医疗保障高度重视,党的十九大报告提出要完善统一城乡居民基本医疗保险制度和大病保险制度,使农村居民享受到和城镇居民就医同等保障。2018 年,各地大力推进城镇居民医疗保险和新农合合并,统一为城乡居民基本医疗保险。政府逐年增加财政投入,提高基本医保和大病保险保障水平。2011—2016 年,中央财政安排"新农合"和城镇居民医疗保障补助资金 9930 亿元、公共卫生服务补助资金 2618 亿元。2018 年,对农村户籍居民的医疗保障总投入 3297.3 亿元,人均财政补助 497 元。政府的卫生投入使农民应对疾病风险有了很大保障。

第一节　公共投入推动新农合制度完善

农村卫生工作是我国卫生工作的重点,关系到保护农村生产力、振兴农村经济、维护农村社会发展和稳定的大局,对提高全民族素质具有重大意义。改革开放以来,党和政府为加强农村卫生工作采取了一系列措施,农村缺医少药的状况得到较大改善,农民健康水平和平均期望寿命有了很大提高。政府在农村医疗保障中发挥着极为重要的作用。从农村合作医疗发展的过程中可以发现,只有政府发挥了农村医疗保障投入的主导作用,农村的合作医疗制度才能成功,农民看病难和贵的问题才能得到些许缓解。

一、传统农村合作医疗阶段——政府的投入有限

农村医疗保障制度是农村社会保障体系的重要内容,我国农村的医疗保障受国家经济体制及社会变迁的影响,几起几落,曲折发展。

综观新中国70多年来的医疗保障制度,城市的医保相对稳定,农村医保发展相对波折。城镇人口的医疗保障,形成了社会医疗、公费医疗、劳保医疗、商业医疗保险并存的保障体系,能够保障城镇职工的基本医疗问题;而在农村实施过的卫生保健制度中,曾经大力推行并产生较大影响的合作医疗已经有半个多世纪的历史,经历了产生、发展、高潮、衰落及再次兴起的过程。

合作医疗启蒙于抗日战争时期,在陕甘宁地区举办过医药合作社或卫生合作社,被认为是合作医疗的萌芽(王红漫,2004)。中华人民共和国成立后,在农业互助合作运动的启发下,群众自发集资创办了具有公益性质的保健站和医疗站。1956年,全国人大一届三次会议通过的《高级农业生产合作社示范章程》中规定,合作社对于因工负伤或者因工致病的社员要负责医疗。首次赋予集体介入农村社会成员疾病医疗的职责,农业生产合作社举办的保健站既可以有效解决农民的医疗卫生需求,又不会增加中央政府的财政负担,得到了中央的肯定。1959年11月,卫生部在山西稷山县召开全国农村卫生工作会议,"合作医疗"一词就出现在该会议的报告中,合作医疗的概念就此诞生,其主要特点如下:社员交纳一定的保健费用,看病时只交药费或挂号费,另由公社或大队的公益金补助一部分。结合当时的人民公社化运动,掀起了合作医疗的第一次高潮(宋晓梧,1998)。

1965年6月26日,毛泽东同志批示了"把医疗卫生工作的重点放到农村去",以赤脚医生为标志的农村医疗受到越来越多的关注。1965年9月,中共中央批转卫生部党委《关于把卫生工作重点放到农村的报告》,强调明确认识

加强农村卫生工作对于社会主义革命与建设、对于备战的重大意义,极大地推动了农村合作医疗保障事业的发展。

1950—1975 年,中国的人均预期寿命从 40 岁提高到 65 岁,使农民的健康得到了基本保障(王国军,2004)。居民预期寿命的增加,是"一场卫生革命"(世界银行,1994)。到 1976 年,全国已有 90% 的农民参加了合作医疗,基本上解决了广大农村居民看病难的问题。这一时期的合作医疗被称为传统的合作医疗。20 世纪 60 年代至 70 年代末,是传统合作医疗发展的第二次高潮。

传统的农村合作医疗是以农村居民为保障对象,以群众自愿为原则,以集体经济为基础,以全方位服务为内容。合作医疗的模式在 20 世纪 80 年代以前是统一的、规范的,因为全国均实行社队集体核算,具有统一的基础和统一的社会政策,20 世纪 80 年代以来,主要结合各地的实际情况加以探索,形成了多种形式的农村合作医疗模式:村办村管型、村办乡管型、乡村联办型、乡办乡管型、多方参与型、大病统筹型、混合保障型。农业生产合作社举办的保健站引起了中央决策者的注意。

但随着 20 世纪 80 年代家庭联产承包责任制的推行,乡村公共积累的下降,管理不得力,全国大多数农村地区原有的以集体经济为基础的农村合作医疗制度遭到解体或停办的厄运。到 1989 年实行合作医疗的村继续下降到 5% 左右(朱玲,2000)。只有山东省的招远县、湖北省的武穴县、江苏省的吴县、常熟县等为数不多的地区继续坚持合作医疗。

二、新农合阶段——政府投入为主

新农合构思于 20 世纪 90 年代,政府试图恢复和重建农村合作医疗,出台了一系列的文件,初期还是以个人投入为主,集体投入为辅,但发展情况并不理想,随后改变投入方式,以政府投入为主。从 2002 年下半年开始在全国各地试点实施以来,推行速度较快。至 2008 年,该制度已覆盖全国农村。新农合能在全国快速推进,关键的原因是政府投入的资金比例逐年增长很快,农民看病报销比例增加。以湖北省为例,从 2002 年到 2018 年,新农合筹资中政府的投入占比较大(见表 7-1),政府投入与个人投入之比,最高的达到了 6.67∶1。财政投入增长的速度远远超过了个人出资的增长速度,也大大超过了同期 GDP 增长的速度。财政投入的大幅增长反映了各级政府对农村医疗保障的极度重视,对新农合支持的力度是空前的,使新农合资金有可靠保证。

表 7-1　2003—2018 年湖北省政府新农合投入情况　　　(单位:元)

年份	个人筹资	政府投入	政府与个人投入比
2003—2005	10	20	2∶1
2006—2007	10	40	4∶1
2008—2009	20	80	4∶1
2010	30	120	4∶1
2011	30	200	6.67∶1
2012	50	240	4.8∶1
2013	60	280	4.67∶1
2014	70	320	4.57∶1
2015	120	380	3.2∶1
2016	150	420	2.8∶1
2017	180	450	2.5∶1
2018	220	490	2.2∶1

注:表中数据来源于国家卫计委、财政部发布的《关于做好新型农村合作医疗工作的通知》历年数据整理。2018 年起,相关数据由国家医保局、财政部发布。

三、新农合改进提高阶段——中央投入向贫困地区倾斜

新旧农村合作医疗制度的不同主要在于:首先,筹资渠道发生了变化,新农合的资金,政府承担主要筹资责任。资金统筹层次也发生了变化,传统合作医疗由村级统筹,到新农合的县级,又到地市级层次统筹,层次提高,资金更有保障。其次,新农合保障农民看病的医院级别更高,不局限于乡村基层医疗机构了。再次,参加新农合以户为单位,杜绝了"一人参保,全家吃药"的情况,也增

强了保险基金筹集的力度。最后,资金支付实行分级、分段、分项的原则。分级支付,指医疗机构级别不同,其起付线、报销比例和最高封顶线都有区别;分段支付,指将发生的住院费用根据不同的数额分段,每段的报销比例不同,住院费用越多,报销的比例越高;分项支付,除规定不予报销的项目外,每个治疗的项目都要收费,然后累积各项目的费用。现在也有些地区在试行按病种付费的方式。

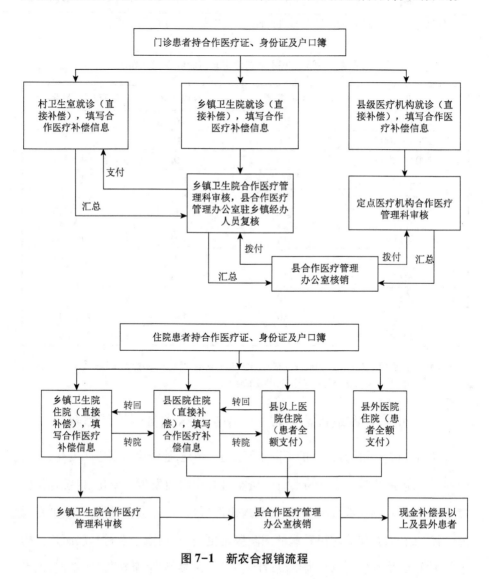

图 7-1 新农合报销流程

报销的流程管理更规范(见图7-1)。随着医疗管理信息化水平的提升,2016年起推行异地医保结算,目前,省内异地医保直接结算基本全覆盖,省外异地结算覆盖面也在扩大。图7-1中,患者全额垫付医疗费用的情况基本消除了。

由于地区间经济差异,新农合的筹资标准有差别。在筹资标准上,东部地区与中西部地区有差异,东部地区的标准偏高。省内地区间有差异,省内经济状况好的地区筹资标准高,而且地区内部各县市也有差异(孙翊,2013),政府补助的标准也不尽相同,新农合政府筹资的地区差异即反映了不同地区、不同层级政府财政能力。在同一省内除经济条件较好的县市外,其他县市的筹资水平差别并不明显(见表7-2)。

表7-2　2012年新农合政府投入的地区差异　　　　(单位:元)

地区		个人缴费	政府投入
北京市	房山区	50	470
	昌平区	60	460
	平谷区	40	455
	丰台区	110	410
	密云县	50	470
广州市	花都区	50	270
	增城区	45	215
合肥市	辖三县	30	120
武汉市	蔡甸区	40	200
	黄陂区	30	155
	东西湖区	30	160(+30集体)
	洪山区	30	240(+10集体)
兰州市	辖各县	30	210
南宁市	辖各县	30	120

考虑到贫困地区地方政府的财政压力,中央财政在划拨新农合资金时,对贫困地区的投入是有所倾斜的。在每年的国家卫生部门发布的新型农村合作医疗工作的通知中,明确了中央财政对新农合的补助标准新增部分按照西部地区 80%和中部地区 60%的比例安排补助,对东部地区各省份分别按一定比例补助。省级财政要加大对深度贫困地区倾斜力度。

四、农村医保的政策投入

农村合作医疗是农民医疗保障的主要制度形式,合作医疗几经发展,受到中央相关政策的影响。合作医疗第一次高潮时期,受当时农业生产合作社兴起的影响而扩展到医疗卫生领域,资金来源于集体,中央财政投入几乎没有,因受到中央决策者的肯定且方便农民看病而得到快速发展。

中央在抓经济过程中出现了"大跃进",随后就是纠正"大跃进"时期的路线,卫生工作也在纠正之列。1962 年,合作医疗出现了停滞状态。1965 年 6 月,毛泽东同志批评了卫生部门忽视农村医疗卫生工作,批示"把医疗卫生工作的重点放到农村去",合作医疗快速得到恢复。中央政府虽然没有投入财政资源,但是各地政府投入了大量的组织资源加以推动。

20 世纪 80 年代,国家发展重心开始从农村转移到城市,乡村集体经济组织力量弱化,农村合作医疗既缺少政策支持又缺少集体经济的资金支持,几乎全面消退,覆盖率从 90%以上下降到 5%左右。20 世纪 90 年代,合作医疗的发展毫无起色。只有上海、苏南等少数东部发达地区,由于集体企业的支持而得以保存并发展。

进入 21 世纪,"三农"问题越来越突出,中央政策取向开始转变为谋求经济与社会的协调发展,着力关注民生问题。当时,经过二十多年改革开放,国家的经济实力有了明显改观,这使中央政府已经具备直接投入农村医疗保障的财政能力。2002 年 10 月,中共中央、国务院发布了《关于进一步加强农村卫生工作的决定》,提出"逐步建立新型农村合作医疗制度","从 2003 年起,

中央财政对中西部地区除市区以外的参加新型合作医疗的农民每年按人均
10 元安排合作医疗补助资金"。2003 年 1 月,《国务院办公厅转发卫生部等
部门关于建立新型农村合作医疗制度意见的通知》颁布。从此,伴随新农合
不断地改进完善,农民的医疗保障制度不断健全。国务院于 2016 年 1 月发
布了《关于整合城乡居民基本医疗保险制度的意见》(国发〔2016〕3 号)提出,
将新型农村合作医疗和城镇居民基本医疗保险两项制度整合,建立统一的城
乡居民基本医疗保险制度,新农合的概念又成了历史,农村的医疗保障进入了
新阶段。以下对农村的医疗保障的关键政策性文件进行了梳理(见表 7-3)。

表 7-3　农村医疗保障的关键政策事件

时间	政策相关部门	政策事件	关键内容
1944 年 5 月 25 日	陕甘宁边区政府委托延安大众卫生合作社	陕甘宁边区第一个规模较大的卫生合作社成立大会	标志第一个卫生合作社的成立
1959 年 12 月	卫生部党组上报中央	《反右倾　鼓干劲　继续组织农村卫生工作的大跃进　在全国农村卫生工作山西稷山现场会议上的报告》	把人民公社社员集体保健医疗制度称为"合作医疗"
1960 年 11 月 15 日	中共中央	《关于彻底纠正"五风"问题的指示》	合作医疗被当作共产风加以批判,直接导致后来合作医疗的大面积停办
1965 年 6 月 26 日	毛泽东同志	批示"把医疗卫生工作的重点放到农村去"	农村合作医疗建设就是农村卫生工作的重点
1968 年 12 月 5 日	湖北长阳县革命委员会调查报告毛泽东同志圈阅,《人民日报》头条	深受贫下中农欢迎的合作医疗制度	乐园公社杜家大队赤脚医生覃祥官办合作医疗事迹,合作医疗从此轰轰烈烈在全国开办
1978 年 3 月 5 日	第五届全国人民代表大会	《中华人民共和国宪法》	将合作医疗纳入国家的基本法律框架
1982 年 1 月 1 日	中共中央	《全国农村工作会议纪要》	实行农业生产责任制,农村集体制度瓦解,合作医疗失去了依靠

时间	政策相关部门	政策事件	关键内容
1991 年 1 月 17 日	国务院批转卫生部、农业部、国家计划委员会、国家教育委员会、人事部文件	《关于改革和加强农村卫生医疗工作的请示》	稳定推行合作医疗保健制度,人人享有卫生保健
1993 年 11 月 14 日	中共中央	《中共中央关于建立社会主义市场经济体制若干问题的决定》	发展和完善农村合作医疗制度
1994 年	国务院研究室、卫生部、农业部和 WHO	加快农村合作医疗保健制度的改革与建设	在全国 7 个省 14 个县试点及跟踪研究工作,为合作医疗立法提供依据
1997 年 1 月	中共中央、国务院	《中共中央、国务院关于卫生改革与发展的决定》	积极稳妥地发展和完善合作医疗制度
2002 年 10 月 29 日	中共中央、国务院	《中共中央、国务院关于进一步加强农村卫生工作的决定》	建立和完善农村合作医疗制度和医疗救助制度
2002 年 12 月 28 日	第九届全国人民代表大会常务委员会第三十一次会议	《中华人民共和国农业法》	国家鼓励、支持农民巩固和发展农村合作医疗和其他医疗保障形式,提高农民健康水平
2003 年 1 月 16 日	国务院办公厅转发卫生部、财政部和农业部文件	国务院办公厅转发卫生部等部门《关于建立新型农村合作医疗制度意见》的通知	从 2003 年起,各省、自治区、直辖市至少要选择 2—3 个县(市)先行试点,取得经验后逐步推开。地方财政每年对参加新型农村合作医疗农民的资助不低于人均 10 元
2003 年 11 月 18 日	民政部、卫生部、财政部	《民政部、卫生部、财政部关于实施农村医疗救助的意见》	对患大病农村五保户和贫困农民家庭实行医疗救助的制度
2006 年 1 月 10 日	卫生部、发展改革委、民政部、财政部、农业部、国家食品药品监管局、国家中医药局	《关于加快推进新型农村合作医疗试点工作的通知》	2006 年,使全国试点县(市、区)数量达到全国县(市、区)的 40%;2007 年扩大到 60% 左右;2008 年在全国基本推行 2010 年实现新型农村合作医疗制度基本覆盖农村居民的目标

时间	政策相关部门	政策事件	关键内容
2007 年 9 月 10 日	卫生部、财政部、国家中医药管理局	《关于完善新型农村合作医疗统筹补偿方案的指导意见》	统筹模式主要有大病统筹加门诊家庭账户、住院统筹加门诊统筹和大病统筹三种模式
2009 年 6 月 15 日	民政部、财政部、卫生部、人力资源和社会保障部	《关于进一步完善城乡医疗救助制度的意见》	用 3 年左右时间，在全国基本建立起资金来源稳定，管理运行规范，救助效果明显，能够为困难群众提供方便、快捷服务的医疗救助制度
2009 年 7 月 2 日	卫生部、民政部、农业部、财政部、中医药局	《关于巩固和发展新型农村合作医疗制度的意见》	从 2009 年下半年开始，新农合补偿封顶线（最高支付限额）达到当地农民人均纯收入的 6 倍以上。在综合分析历年补偿方案进行和基金使用等情况的基础上，结合筹资标准的提高，适当扩大受益面和提高保障水平
2011 年 5 月 25 日	卫生部、财政部	《关于进一步加强新型农村合作医疗基金管理的意见》	逐步规范和统一省（自治区、直辖市）的新农合统筹补偿方案。既要防止"收不抵支"，也要防止结余过多
2012 年 1 月 4 日	民政部、财政部、人力资源和社会保障部、卫生部	《关于开展重特大疾病医疗救助试点工作的意见》	在试点地区探索重特大疾病的救助范围、救助方式、资金筹集和监管、管理体制和运行机制，以及如何发挥各项保障制度作用等
2012 年 4 月 12 日	卫生部、国家发展改革委、财政部	《关于推进新型农村合作医疗支付方式改革工作的指导意见》	新农合支付方式改革，是推行按病种付费、按床日付费、按人头付费、总额预付等支付方式，将新农合的支付方式由单纯的按项目付费向混合支付方式转变，其核心是由后付制转向预付制

时间	政策相关部门	政策事件	关键内容
2012 年 8 月 24 日	国家发展改革委、卫生部、财政部、人力资源和社会保障部、民政部、保监会	《关于开展城乡居民大病保险工作的指导意见》	城乡居民大病保险,是在基本医疗保障的基础上,对大病患者发生的高额医疗费用给予进一步保障的制度性安排
2013 年 12 月 23 日	财政部、民政部	《城乡医疗救助基金管理办法》	城乡医疗救助基金原则上实行财政直接支付,直接支付到定点医疗机构、定点零售药店或医疗救助对象
2015 年 4 月 21 日	国务院办公厅	国务院办公厅转发民政部等部门《关于进一步完善医疗救助制度全面开展重特大疾病医疗救助工作意见》的通知	城市医疗救助制度和农村医疗救助制度于2015 年年底前合并实施,全面开展重特大疾病医疗救助工作
2016 年 1 月 12 日	国务院	《国务院关于整合城乡居民基本医疗保险制度的意见》	统一覆盖范围;统一筹资政策;统一保障待遇;统一医保目录;统一定点管理;统一基金管理
2016 年 5 月 26 日	国家卫生计生委、财政部	《全国新型农村合作医疗异地就医联网结报实施方案》	实现省内异地就医直接结报,开展新农合转诊住院患者跨省定点就医结报试点。2017 年,基本实现新农合转诊住院患者跨省定点就医结报
2017 年 1 月 16 日	民政部、财政部、人力资源社会保障部、国家卫生计生委、保监会、国务院扶贫办	《关于进一步加强医疗救助与城乡居民大病保险有效衔接的通知》	加快推进基本医疗保险、大病保险、医疗救助"一站式"费用结算信息平台建设,努力实现资源协调、信息共享、结算同步
2018 年 7 月 6 日	国家医保局、财政部、人力资源社会保障部、卫生健康委员会	《关于做好 2018 年城乡居民基本医疗保险工作的通知》	提高城乡居民医保筹资标准、推进统一的城乡居民医保制度建立、完善门诊统筹保障机制、做好贫困人口医疗保障工作

上述文件中,《国务院办公厅转发卫生部等部门〈关于建立新型农村合作医疗制度意见〉的通知》是建立新农合里程碑式的文件,拉开了新农合试点的

序幕。《国务院关于整合城乡居民基本医疗保险制度的意见》启动了城镇居民和农村居民医疗保障合并统一的步伐。实现了城乡居民医保的"六统一"，即统一覆盖范围、统一筹资政策、统一保障待遇、统一医保目录、统一定点管理、统一基金管理，六统一措施保证了农民在医保方面与城市居民的平等。截至 2018 年，未统一城乡基本医疗保险的只有辽宁、吉林、安徽、海南、贵州、陕西、西藏七个省份。2018 年，《关于做好 2018 年城乡居民基本医疗保险工作的通知》发布，2019 年城乡居民医疗保障合并正式完成，新农合的官方概念逐渐消失，统一为城乡居民基本医疗保险。

城镇居民和农村居民医疗保障合并，是城乡居民公平享有基本医疗保险权益、促进社会公平正义、增进人民福祉的表现。有利于推动保障更加公平，有利于实现管理服务更加规范。合并后，管理的成本也将大大减少。

第二节　公共投入支撑农村医疗救助制度

社会救助体系是社会保障的本源、最底层和安全网，重点保护低收入人群。从 20 世纪 90 年代开始，在有关国际组织和国际资金及国际救助经验的引入和支持下，我国部分农村地区开始实施贫困医疗救助制度。为解决农村居民因病致贫、返贫问题，新农合制度建设和农村贫困家庭医疗救助使分层次农村医疗保障体系初步成型。医疗救助是最低医疗保障层次，主要针对弱势人群中的患病者，为保证其获得必要的卫生服务而由政府承担保障责任。医疗救助的设计是救困，即一是对救助对象参加基本医疗保险的个人缴费部分给予补贴；二是对救助对象经基本医疗保险、大病保险和其他补充医疗保险支付后，仍难以承担的符合规定的医疗自负费用给予补助。

一、农村医疗救助必要性

从政府的公共职能来说，建立社会救助制度，为国民提供基本的生活、生产、发展等救助是一国政府的基本职责。医疗救助是政府对于无力支付医疗费用的困难人群提供资金支持或医疗卫生服务行为,是基于社会成员基本医疗服务权利而设置的一项社会救助制度(王延中,2012)。在当今社会,无论是发达国家还是发展中国家,大多实行了以保障其公民生存和发展权利为目标的社会救助制度。任何公民都可能遭遇灾难性的事故或因为自身健康问题,使必要的生活、生产、发展等受到影响。收入水平低于最低生活保障线而导致贫困时,都有权利得到国家和社会提供必要的现金或实物救助。医疗救助比医疗保障更具有调节收入分配的作用,没有医疗救助的社会保障制度是残缺的(时正新,2002)。因此,医疗救助所需的资金、物资等应该来自国家的财政投入。无论是资金的筹集、使用还是监督,公共投入在医疗救助领域有不可替代的主导地位。医疗救助是人权保障的重要内容,是社会保障的关键架构,是切断病贫恶性循环链的治本之策(李华等,2009)。

医疗救助基于能力提升的考虑是维护身体健康,保障其从事其他活动和提升自身竞争力的基础。农村社会救助体系中,医疗救助应成为基本生活救助中的一个类别,或专项救助中首要、重点的资助类别。

二、农村医疗救助政策

2002 年,中共中央、国务院出台了《中共中央、国务院关于进一步加强农村卫生工作的决定》(中发〔2002〕13 号),文件提出"对农村贫困家庭实施医疗救助。医疗救助对象主要是农村五保户和贫困农户。医疗救助形式既可以是对救助对象患大病给予一定的医疗费用补助,也可以是资助其参加当地合作医疗"。文件对贫困农户医疗救助的实施进行了初步的强调,但不够深入。

随着新农合的开展,2003 年,民政部、卫生部、财政部共同颁布了《民政部、卫生部、财政部关于实施农村医疗救助的意见》(民发〔2003〕158 号),这是一个比较全面的实施农村医疗救助制度的纲要性文件。

民发〔2003〕158号文件对农村医疗救助进行了定义:农村医疗救助制度是政府拨款和社会各界自愿捐助等多渠道筹资,对患大病农村五保户和贫困农户实行医疗救助的制度。该制度又被称为农村贫困医疗救助。农村医疗救助面向贫困户中最困难的人员从最急需的医疗支出中开始实施。农村最困难的人员主要是农村五保户、特困优抚对象、农村特困户(低保户)及其他需要救助的对象。救助对象的划分见表7-4。

表7-4　救助对象身份划分方法及享受的制度安排

目标群体	定位依据	具体内容	制度安排
低保户	收入家计调查	家庭年人均纯收入低于当地最低生活保障标准的农村居民	最低生活保障制度
五保户	生存能力	老年、残疾或者未满16周岁的村民,无劳动能力、无生活来源又无法定赡养、抚养、扶养义务人,或者其法定赡养、抚养、扶养义务人无赡养、抚养、扶养能力的	五保供养制度
重点优抚对象	职业身份	"三属"(烈士、因公牺牲军人及病故军人家属),"三红"人员(在乡退伍红军老战士、在乡西路军红军老战士、红军失散人员),领取定期抚恤金或者补助金(不享受公费医疗待遇)的残疾军人、带病回乡退伍军人、参战部队退役人员、残疾军人、参战、参核退伍军人	社会优抚制度

民发〔2003〕158号文件要求各地建立医疗救助基金,基金主要通过各级财政拨款和社会各界自愿捐助等多渠道筹集。其中,地方各级财政每年年初根据实际需要和财力情况安排医疗救助资金,列入当年财政预算。中央财政通过专项转移支付对中、西部贫困地区农村贫困家庭医疗救助给予适当支持。民发〔2003〕158号文件指出,"各地要建立医疗救助基金,基金主要通过各级财政拨款和社会各界自愿捐助等多渠道筹集"。从实际情况看,基金主要还是来自政府投入。

2005年,民政部、卫生部、财政部联合发布了《关于加快推进农村医疗救助工作的通知》（民发〔2005〕121号）强调，"力争到2005年在全国基本建立起规范、完善的农村医疗救助制度"。"中央财政将根据各地医疗救助工作情况加大资金投入，以支持中西部农村医疗救助工作的开展"。

2015年4月，国务院办公厅转发民政部等五部门《关于进一步完善医疗救助制度全面开展重特大疾病医疗救助工作的意见》（国办发〔2015〕30号）。文件指出："定点医疗机构应当减免救助对象住院押金，及时给予救治；医疗救助经办机构要及时确认救助对象，并可向定点医疗机构提供一定额度的预付资金，方便救助对象看病就医。"

2017年1月，民政部、财政部、人力资源社会保障部、国家卫生计生委、保监会、国务院扶贫办发布《关于进一步加强医疗救助与城乡居民大病保险有效衔接的通知》（民发〔2017〕12号），强调"提高重特大疾病医疗救助水平""实行县级行政区域内困难群众住院先诊疗后付费"。

上述医疗救助政策的发布，被救助群体的范围适当在扩大，救助的环节和程序不断优化。

三、救助目标的省际差异

救助目标定位在各省略有差异。这种差异按时间的变化可分为几个阶段。一是标准初设阶段（2003—2008年）。各省根据《关于实施农村医疗救助的意见》陆续出台了相关实施办法，确定了本省的定位标准（见表7-5）。从这一时期的地方性医疗救助法规来看，各省基本都能按照《民政部、卫生部、财政部关于实施农村医疗救助的意见》要求，将"农村五保户和贫困户家庭成员"列为资助参合的重点对象，注重了"最困难""最急需"群体的覆盖。该阶段，多数省区市在"贫困户家庭成员"的资格认定上只以特困户和重点优抚对象为基准，只有重庆、内蒙古、辽宁、山西、安徽五省（自治区、直辖市）将低保、特困、五保、重点优抚四类人群全部纳入资助范围。此外，也有地区在四类人群基础上扩大资助范围，如在北京市、甘肃省、江苏省，低保边缘户、"独生子女领证户和二女结扎户中的贫困户"及"因重大疾病造成家庭生活特别困难的贫困户"等能享受免费参合待遇(白晨和顾昕,2015b)。

表7-5　各地资助参合目标群体的定位标准(2003—2009年)

区域	低保户	特困户	五保户	重点优抚
重庆、内蒙古、辽宁、山西、安徽	+	+	+	+
北京、福建、湖南	+		+	+
宁夏、贵州、吉林、甘肃、青海		+	+	+
江苏、山东、河南	+	+	+	
江西、湖北、广西、四川、海南、黑龙江、河北、陕西、云南		+	+	
浙江、广东、天津、新疆	+		+	

注:"+"表示各地定位的对象。

　　二是定位标准扩充阶段(2009—2014年)。2009年,民政部、财政部、卫生部、人力资源和社会保障部《关于进一步完善城乡医疗救助制度的意见》要求将"包括低收入家庭重病患者以及当地政府规定的其他特殊困难人员"纳入救助范围。由此,多数省(自治区、直辖市)陆续调整原有救助政策,将资助参合范围从最困难、最急需的群体向一般"低收入群体"延伸。这里的"低收入群体"除低保边缘户外还包括低收入家庭中的重病患者与其他困难人群(如重度残疾人、60岁及以上老年人、在校学生等)。各省(自治区、直辖市)在资助低收入人群的倾向上又有所差别:浙江省、北京市侧重于低保边缘户;陕西省、安徽省等多数省(自治区、直辖市)侧重于低收入群体中的重病患者;重庆市、湖南省、贵州省侧重低收入群体的其他困难人群;内蒙古自治区、福建省、云南省、海南省同时资助低收入群体重病患者与其他困难人群;天津市、辽宁省、甘肃省、山东省等省(自治区、直辖市)依然维持原标准,尚未将"低收入群体"纳入资助参合范围(见表7-6)。

表 7-6 2009—2014 年各地资助参合目标对低收入人群的扩展情况

区域	低收入群体		
	低保边缘户	重病患者	其他
浙江、北京	+		
陕西、安徽、山西、吉林、上海、江苏、江西、广西、宁夏、河北、黑龙江、湖北、河北		+	
重庆、湖南、贵州			+
内蒙古、福建、云南、海南		+	+
天津、辽宁、甘肃、山东、广东、四川			

三是定位统一阶段(2015—2019 年),国办发〔2015〕30 号文件明确了救助对象类别,包括重点对象:最低生活保障家庭成员和特困供养人员。低收入救助对象:低收入家庭的老年人、未成年人、重度残疾人和重病患者等困难群众,以及县级以上人民政府规定的其他特殊困难人员。大病致贫的救助对象:发生高额医疗费用、超过家庭承受能力、基本生活出现严重困难家庭中的重病患者。在各类医疗救助对象中,要重点加大对重病、重残儿童的救助力度。

四、救助方式

资助困难群众参加基本医疗保险时,对于特困人员给予全额资助,对于低保对象、建档立卡贫困人口给予定额资助。定额资助对象可由其先行全额缴纳参保费用,相关部门再将资助资金支付本人。大病患者获得基本医疗保险赔付或合作医疗资金补助,扣除各种报销、减免及社会捐助、互助帮困等个人未承担费用之后,个人自行负担的医疗费数额仍较大、影响家庭基本生活的,可申请医疗救助。疾病救助范围、救助人员类别、救助起付线和每人每年累计最高救助额度,根据各地的实际情况决定。救助者是政策指定范围内的重大疾病且当年个人自行负担住院医疗费用超过当地起付线的,超出部分按一定的比例在规定限额内予以救助。医疗救助对象享受的救助金额不超过当地规定的医疗救助标准。

五、救助程序

低保对象、特困供养人员和建档立卡贫困人口凭相关证件和证明材料到开展即时结算的定点医疗机构就医,所发生的医疗费用,应由医疗救助基金支付的,由定点医疗机构或保险经办机构按协议先行垫付,救助对象只需支付自负部分。除上述人员外,因病致贫家庭重病患者以及当地政府规定的其他特殊困难人员,应先申请后资助。2006 年,医疗救助制度实施初期,申请程序为:户主书面申请—户籍村民委员会受理—村民代表会评议同意—乡镇人民政府审核同意—县民政局审批。审核的材料是由农户提供的医疗诊断书、医疗费用收据、必要的病史材料、家庭经济状况材料等。获得审批认可后,办理银行存折,救助资金直接打到银行存折上。在获得救助前,救助对象必须先垫付医疗费用。有时审批的程序很复杂,花费时间较长。

民发〔2017〕12 号文件实施后,程序有所简化,到户籍所在地乡镇(街道)提出书面申请—乡镇(街道)审核(5 个工作日内)—县级医保部门审批(5 个工作日内)—县级财政部门将救助资金打入其指定的金融机构账户(3 个工作日内),实行社会化发放。如遇突发性重特大疾病患者,特事特办,及时审核、审批。县级区域内要求基本医疗保险、大病保险、医疗救助同步即时结算,困难群众出院时只需支付自负医疗费用。逐步实施市级和省级行政区域内困难群众按规定分级转诊和异地就医先诊疗后付费的结算机制。

六、案例: 红安县精准扶贫对象医疗救助政策（2015 年）

精准扶贫对象凭精准扶贫医疗救助证、新农合卡、身份证(或户口本)在定点医疗机构住院不预交住院费,享受先诊断治疗后付费政策;个人只需支付住院总费用的 10% 且当年累计自费不超过 5000 元。门诊诊断治疗费用不享受医疗救助政策。

分娩并发症造成产妇和新生儿住院医疗费用纳入医疗救助补偿范围。

无第三方责任意外伤害,救助对象住院费用在 5000 元及以下的可按照新农合外伤住院证明流程办理;住院费用超过 5000 元的,县农合办按照一般疾病报销,大病保险、精准扶贫政府兜底依次予以报销。

在外地务工的精准扶贫对象患急危重症疾病时,将当地二级及以下公立医院救治费用纳入医疗救助范围,因病情危急在当地二级公立医院无法治疗而上转诊至三级公立医院的,报销时提供当地二级医院向上转诊证明的纳入医疗救助范围,不能提供向上转诊证明或直接到三级医院就诊的及在非公立医院治疗的不纳入医疗救助范围。符合政策的精准扶贫对象在外地务工就诊费用,新农合减免入院起付线,县农合办按原政策和大病保险政策报销,剩余部分纳入精准扶贫政策兜底报销。

精准扶贫对象住院治疗因急救需要使用血液和血液制品纳入医疗救助范围,合管办按照保底政策报销,数额达到大病保险范围的,大病保险按照政策予以报销,最后按照精准扶贫政策予以兜底报销。

救助对象患重大慢性疾病(只限定:肿瘤、血友病、白血病、再生障碍性贫血、心血管植入术后、精神病)需要长期服用专科治疗药的,可在定点医疗机构(新华医院、武汉市中心医院、红安县人民医院、红安县中医医院、红安县精神病医院)门诊购买使用,凭门诊购药发票和门诊病历每季度到健康扶贫服务大厅申请办理一次门诊用药报销,报销比例 60%,季度限额 2500 元。

精准扶贫对象在非定点医疗机构放化疗费用不纳入医疗救助范围,其提供的化疗方案中使用的目录外用药不纳入医疗救助范围。

县扶贫办按动态调整精准扶贫救助对象名单,报请县政府批准的新增精准扶贫救助对象,当年发生的在定点医疗机构住院医疗费用全部纳入医疗救助范围。

五保户及精神病救助对象因病情需要住院治疗,住院费中 10% 的自费部分由医疗机构垫付,医疗机构整理发票及病历资料,每季度集中向民政部门申请救助结算,民政部门审核资料后向医疗机构支付垫付部分。

中国人民财产保险股份有限公司红安支公司负责对各医疗机构目录外药品的使用监管,以年度为单位对各医疗机构目录外总药品控制,县级医院目录外药品年度控制在总药费 10% 以内,省级医院目录外药品年度控制在总药费 20% 以内。

大器官移植术后精准扶贫救助对象每年凭门诊购药发票向合管办申请报销,合管办按照报销政策最高可以报销 10000 元,剩余部分大器官移植术后扶贫救助对象向民政部门申请,由民政部门按照上年度大病救助方面政策给予救助。

精准扶贫对象患疾病在定点医疗机构无法治疗的,由救助对象和医疗机构申请,县卫生和计划生育局和中国人民财产保险股份有限公司红安支公司审核签字同意后转诊到非定点医疗机构,可享受和在定点医疗机构同等救助政策。

红安精准扶贫医疗救助实行的是"4321"模式。"4"即落实"四定"原则:一定救助对象、二定就诊机构、三定兜底标准、四定报账方式。"3"即推行三大举措:一是入院不缴费、二是报账一站式、三是就诊一卡通。"2"即健全"两全"机制:一是健康全管理、二是就医全兜底。"1"即让健康扶贫对象"少生病、少花钱",努力实现"绝不让一个贫困户再因病致贫、因病返贫"的目标。

第三节　医疗保障项目的绩效考评

疾病保障项目的绩效考评主要考察新农合、医疗救助项目的实施效果。绩效考评的重点在于制度实施过程中的资金利用情况,农民的受益情况等。绩效考评的方式为数据描述及案例证明。

一、新农合制度的绩效

新农合从试点到实施,无论是从筹资规模还是覆盖人数,都有大的增长。

制度不断完善,措施不断改进,从只保住院到住院、门诊都保。农民的受益感、便利感都不断地上升。当然新农合仍然存在不足。

(一)农民参合率及人均筹资增加

从试点到全面覆盖后,农民参合率不断上升。实行新农合的地区,每年实际参合人数不断增长。从 2005 年 75.7%的参合率增长到 2017 年 100%的参合率(见表 7-7),表明农民对新农合是比较认可的。人均筹资是个人部分和财政投入部分之和的均值。人均筹资从 2005 年的 42.1 元到 2017 年的 613.5元,增加了 1357.2%,增长幅度是巨大的。投入大,患者获得的就医补偿就高。

表 7-7　2005—2017 年度新农合参合率及筹资情况

年度	参合率(%)	人均筹资(元)
2005	75.7	42.1
2006	80.7	52.1
2007	86.2	58.9
2008	91.5	96.3
2009	94.2	113.4
2010	96.0	156.6
2011	97.5	246.2
2012	98.3	308.5
2013	98.7	370.6
2014	98.9	410.9
2015	98.8	490.3
2016	99.4	559.0
2017	100.0	613.5

注:数据来源于 EPSDATA 平台的中国卫生数据库。2018 年统计口径有所变化不适宜放入该表比较。

(二)农户的满意度上升

新农合的成功与否,农户最具有发言权。农户在就医过程中,最敏感的就是他们的看病开支及开支后从新农合报销的额度。通过问卷调查统计了农户的满意度。用红安县 2006 年农户（大病户 165 户）对新农合的评价反映湖北省 2006 年前新农合制度实施水平。用 2012 年宣恩县农民（69 户）对新农合的评价代表新农合制度 2012 年前实施水平。将两个时期、两个地区的农民对新农合的态度进行比较，据此发现新农合的进步与不足。虽然是不同地区不同时期的调查数据对比，但是两县在同一个省内，且经济水平相近，医疗水平相当，新农合的实施情况差距不大，不同时期的农户态度对比能反映有关问题。

调查问卷设计了如对新农合补偿金额、医疗服务价格、补偿标准、补偿程序等问题让访谈对象对新农合进行评价。各个项目不满意的比例有所下降，满意的比例有所上升。不满意比例下降幅度最大的是医疗服务价格，从 2006 年的 37.31% 下降到 2012 年的 5.88%，下降了 31.43 个百分点。其次是补偿程序，不满意比例从 2006 年的 32.21% 下降到 2012 年的 2.90%，下降幅度达 29.31 个百分点。群众在起付线标准和封顶标准不知道的比例特别高。因为现在新农合的补偿更加方便，一般在患者出院时，农户所获得的补偿就兑现了。农户只关注自己出了多少钱，而不知道是按什么标准进行补偿的（见表 7-8）。农户对新农合的减负作用的评价方面，2012 年，仍有 10.14% 的人不满意。

表 7-8　农户 2006 年、2012 年对新农合评价　　　　（单位:%）

项目		2006 年			2012 年		
		满意	不满意	不知道	满意	不满意	不知道
补偿金额		68.92	21.62	9.46	81.67	3.33	15
医疗服务价格		45.52	37.31	17.16	66.18	5.88	27.94
补偿程序		58.32	32.21	9.47	75.36	2.90	21.74
补偿标准	起付线标准	37.84	9.46	52.7	19.12	8.82	72.06
	封顶标准	25.68	18.92	55.4	20.29	2.90	76.81
减负作用		70.05	24.32	5.63	85.51	10.14	4.35

2013 年到 2019 年,可推测农民对新农合的满意程度是上升的。因为新农合在不断完善,推行了门诊报销,慢性病报销、大病保险报销、保险异地结算等政策措施,大大减轻了农民的看病负担,提高了费用结算的便利性。

（三）基金支出较保守

基金支出率①是当年基金支出与基金收入的比率。为了应付不可预知的风险,预留部分资金应对突发风险,是一般保险项目的常规操作。所以当年医保资金支出率不可能也不应该达到 100%。2006—2010 年,新农合基金节余较多,一是以"大病统筹"及住院报销为主。二是地方财政防止农民集中就医引起支付危机。三是新农合基金的所有权不明确导致地方政府挪用问题。有的地方基金节余超过 30%,甚至更高。由此,国家卫生计生委在《关于做好新型农村合作医疗几项重点工作的通知》(国卫办基层发〔2014〕39 号)中明确了:累计结余不超过当年筹资总额的 25%,当年结余不得超过 15%,以确保新农合基金不出现净超支的现象。表 7-9 的数据显示,虽然当期的医保基金节余率不高,但累计节余率超过了 50%。

表 7-9　2018—2019 年城乡居民医保基金节余情况

年份	收入 （亿元）	支出 （亿元）	当期结余 （亿元）	累计结余 （亿元）	当期节余率 （%）	累计节余率 （%）
2019	8451.00	8128.36	322.64	5061.82	3.82	59.90
2018	7830.83	7102.73	728.10	4628.36	9.30	59.10

注:数据来源于国家医保局发布的 2018 年、2019 年医疗保障事业发展统计快报。

以恩施州为例。2009—2012 年全恩施州的统筹基金结余情况见表 7-10,从 2009 年到 2012 年,统筹基金当期结余额逐年在增加。累计节余率比例较

---

　① 基金支出率是当年基金支出与基金收入的比率,即基金支出率=(当年新型农村合作医疗基金支出/当年新型农村合作医疗基金收入)×100%。

高,但不稳定,最高达 25.93%,最低为 9.37%,说明支出具有不可测性,导致政策对支出的保守控制。

表 7-10　2009—2012 年恩施州新农合统筹基金当年收支累计情况

（单位:万元）

项目	2009 年	2010 年	2011 年	2012 年
	本年累计	本年累计	本年累计	本年累计
统筹基金收入(万元)	28403.40	50621.12	73329.18	92232.20
统筹基金支出(万元)	28218.50	44645.75	65192.40	79465.06
统筹基金结余(万元)	184.90	5975.37	8136.79	10366.44
当年统筹基金结余率(%)	0.65	11.80	11.10	9.55
统筹基金累计结余率(%)	18.08	18.03	25.39	9.37

注:数据由恩施州财政局相关资料计算所得。

(四)农户的受益逐年改善

受益率指享受了新农合补助的农民人次数与参合农民人数的比率,因患者治疗的方式不同又分为门诊受益率和住院受益率,其中以住院患者获得的补偿最能体现农户参保后的受益感受。门诊费用在初期是没有统筹基金补偿的,2010 年后,政策有所完善,增加了门诊补偿,农户的受益情况有所改善。

以 2012—2018 年国家医疗保障局发布的数据分析(见表 7-11),2012 年到 2018 年,参保居民住院率明显上升,从 6.6%增长到了 15.2%,住院费用获得的基金补偿比例从 48.0%增长到了 56.1%。通过基金补偿后,农民自付住院费用在 3000 元左右,相当于农民种植 4 亩水稻的纯收入,对于贫困地区农民,负担依然不小。

表 7-11　2012—2018 年城乡居民参保人员住院及费用补偿情况

年份	住院率 （%）	次均住院费用 （元）	住院费用基金支付比例 （%）
2012	6.6	5698	48.0
2013	8.1	6164	50.1
2014	8.9	6653	51.5
2015	10.4	6821	53.0
2016	12.3	6663	54.5
2017	14.1	6100	56.0
2018	15.2	6577	56.1

注：数据来源于国家医疗保障局公布的《2018 年全国基本医疗保障事业发展统计公报》。

（五）案例分析：2011 年前新农合补偿情况

以湖北省为例。2010 年前，湖北省采取"门诊家庭账户+住院统筹"的补偿模式。2010 年开始实施"门诊统筹+住院统筹+风险基金"的补偿模式，家庭账户的余额不再结转，全部纳入门诊统筹基金。给予两年的过渡期，使农户家庭账户的结余基金用以门诊治疗，农户急于把自己家庭账户上的钱花完，导致 2010 年、2011 年的门诊看病人数激增。2009—2011 年全省住院补偿情况见表 7-12。

表 7-12　2009—2011 年湖北省住院补偿情况

年份	住院率（%）	补偿总支出 （亿元）	次均费用 （元）	次均补偿费用 （元）	补偿比例 （%）
2009	7.8	33.1	2699	1265	46.87
2010	8.6	33.7	2981	1439	48.27
2011	9.5	62.3	3416	1830	53.57

以湖北宣恩县的门诊和住院补偿情况为例。门诊费用补偿。参合农民每人每年门诊医药费补偿封顶线为 200 元。在门诊定点医疗机构治疗，补偿比例为 40%，参合农民每证每日门诊医药费补偿封顶线为 15 元。在定点药店购

药补偿比例为20%,日封顶线为5元,门诊补偿不设起付线。对一些重大慢性疾病实行限额补偿(一般在800元左右),未超过限额的费用按比例补偿,比例不超过50%(见《2011年宣恩县新型农村合作医疗制度实施办法》)。2011年与2009年比,受新政策的影响,补偿人次明显增加,但门诊补偿比例有较大幅度的下降(见表7-13)。

表7-13 2009—2011年宣恩县的新农合门诊补偿情况

年份	补偿人次	参合人数 (万人)	受益率 (%)	次均门诊费用 (元)	费用补偿比例 (%)
2009	184558	29.35	62.88	35.00	69.99
2010	588069	29.45	199.68	34.18	32.34
2011	399714	30.02	133.15	35.39	33.45

2009—2011年的住院受益率都在9%—10%,波动不大,住院受益率已远超湖北省的平均水平(见表7-14)。住院费用补偿比例没有减去起付线金额,所以与湖北省合管办规定的住院补偿达到70%的要求甚远。

表7-14 2009—2011年宣恩县新农合住院费用补偿情况

年份	住院人次	参合人数 (万人)	受益率 (%)	次均费用 (元)	费用补偿比例 (%)
2009	28495	29.35	9.71	1892	44.32
2010	27535	29.45	9.35	2410	51.06
2011	28544	30.02	9.51	2876	49.08

各地在实行新农合制度时,省间、地市级间有差别,同省地级市内县间差别较小。以湖北省的红安县和宣恩县为例,红安县和宣恩县分别在2006年年初和2007年下半年实施了新农合。以两县初办新农合时的补偿标准与2012年的补偿标准进行比较,可发现有所差别,见表7-15、表7-16。

表 7-15　宣恩县新农合 2007 年与 2012 年补偿比较

定点医疗机构	2007 年（初办）2012 年			
	住院医疗费用 X（元）	补偿比例（%）	住院医疗费用 X（元）	补偿比例（%）
乡（镇）	$50<X<3000$	55	$X>100$	85
	$3000<X<5000$	60		
	$X>5000$	65		
县级	$200<X<3000$	40	$400<X<1000$	65
	$3000<X<5000$	45	$X>1000$	75
	$X>5000$	50		
州级	$500<X<3000$	30	$1000<X<5000$	50
	$3000<X<5000$	35	$5000<X<20000$	55
	$X>5000$	40	$X>20000$	65
省级	参照州级		$1200<X<5000$	45
			$5000<X<20000$	50
			$X>20000$	60
封顶	15000		80000	

资料来源：《宣恩县新型农村合作医疗制度实施办法》（2007 年和 2012 年）。

表 7-16　红安县新农合 2006 年与 2012 年补偿比较

定点医疗机构	2006 年（初办）		2012 年	
	住院医疗费用 X（元）	补偿比例（%）	住院医疗费用 X（元）	补偿比例（%）
乡（镇）	$100<X<1000$	50	$100<X<500$	85
	$X>1000$	55	$X>500$	90
县级	$200<X<3000$	35	$400<X<5000$	65
	$3000<X<6000$	40	$X>5000$	75
	$6000<X<10000$	45		
	$X>10000$	50		

定点医疗机构	2006 年(初办)		2012 年	
	住院医疗费用 X(元)	补偿比例(%)	住院医疗费用 X(元)	补偿比例(%)
市级	500<X<5000	25	500<X<5000	50
	5000<X<10000	30	5000<X<10000	55
	X>10000	35	X>10000	60
省级	参照市级		1200<X<5000	40
			5000<X<20000	45
			X>20000	50
省外	参照市级		1200<X<10000	35
			X>10000	40
封顶	20000		80000	

资料来源:《红安县新型农村合作医疗制度实施办法》(2006 年和 2012 年)。

对比补偿标准发现,在基层医疗机构治疗的补偿比例要大于在高级别医疗机构的补偿,自新农合实施以来一直都在体现这种思想,鼓励患者能在基层医疗机构医治的,尽量不选择高级别医疗机构。各级别医疗机构补偿的比例比初期有很大的提高,补偿比例增长最多的是乡、县两级,从初期的50%左右提高到90%左右,净增 35—40 个百分点。起付线设置得更有利于患者。在封顶线的设计上,初期与 2012 年相比也有大幅提高,从 2 万元左右提高到 8 万元。比较 2012 年的数据,红安县更鼓励在乡镇进行治疗,补偿比例要比宣恩县的高;但县级的补偿比例宣恩县比红安县高,因为宣恩县的起付线更低。在市级医疗机构治疗,红安县的补偿比例略高。在省级医疗机构治疗,红安县的补偿比例定得要低,可能是红安县离省级医院更近,如果补偿比例过高,会导致更多的患者选择省级医疗机构,但是红安县对非省内的治疗补偿有明确的规定,而宣恩县没有。两县的新农合制度比较,红安县对补偿比例的设计更全面、更完善。两个县的新农合报销流程,一般按照湖北省统一设定的流程。

新农合实施后农村居民就医经济负担。杜远见等(2009)认为,虽然新农合的筹资水平提高了,但由于医疗费用增长较快,农民的就医经济负担仍然较重;万崇华等(2006)认为,同普通农村居民家庭相比,低收入农村家庭疾病导致的经济风险更高。宫习飞等(2009)认为,新农合的实施降低了农村居民灾难性医疗支出的发生率;而孙晓筠和李士雪(2007)的研究表明,新农合尽管减轻了农村居民的就医经济负担,但效果有限。在此期间,农民的就医减负效果不明显,是由新农合的筹资水平和医疗费用的不合理增长导致的。

2017年,通过实施基本药物制度,取消公立医院药品加成,湖北省个人卫生支出总额占卫生总费用比重由2008年的46.72%下降到2017年的30%。随着新农合的筹资水平提高,各级医疗机构住院补偿比例普遍提高五个百分点左右。一增一降,农民的就医负担明显减轻了。

(六)新农合管理中的问题及不足

病人就诊身份辨识问题。定点医疗机构接诊时,有的医务人员没有认真校验医疗卡及核实患者身份,导致个别患者持他人合作医疗卡冒名顶替住院。这种情况多发生在家庭成员内部,即家庭某位成员可能没参加新农合,但利用家庭内其他人的合作医疗卡获得新农合补偿。随着参保人数的全覆盖,这种顶替行为越来越少。

患者知情权问题。部分医务人员在医疗过程中,因病情需要使用自费药品或治疗方案的,告知患者或家属签字确认不到位。忽视了患者方的参与权及知情权。

非正常控制例均费用。有的县市医疗机构和乡镇卫生院例均费用均未控制在核定的指标范围内,为了使例均费用达标,通过分解住院方式来控制例均费用,患者到一定时间被迫入出院,再入院,给患者造成了诸多不便。

不合理收费。部分临床科室存在不同程度的不合理收费现象。例如,收费与医嘱不相符、重复计费、过度检查、延长住院时间虚增医药费用等。

　　小病大治。各县市乡镇卫生院不同程度地存在挂床住院、小病大治现象。一些只需在门诊就医的病人被收治住院治疗,县市乡镇卫生院没有切实把控收治住院病人的病情标准。中国卫生健康统计年鉴数据显示,2018 年,居民住院率为 18.3%,2013 年全国卫生服务调查数据是居民住院率为 9.00%。住院率增加显著,其中不排除有小病住院比例的增加。

　　国家医保局发布的《2018 年全国基本医疗保障事业发展统计公报》中,2018 年打击欺诈骗取医疗保障基金专项行动期间,全国检查定点医疗机构和零售药店 19.7 万家,查处违法违规定点医药机构 6.6 万家,约占抽查机构的1/3,占全部定点医药机构的 1/9,其中解除医保协议 1284 家、移送司法 127家,查处违法违规参保人员 2.4 万人。暴露了定点医疗机构在新农合管理中存在漏洞和不足,也反映出部分医疗机构管理人员和医护人员服务意识、责任意识问题,影响了新农合制度及医疗机构的声誉。

二、农村医疗救助的绩效

　　农村医疗救助是农村医疗保障扶贫的一种重要方式,在农村医疗保障扶贫中的地位已越来越凸显。2017 年 6 月,习近平总书记在山西省太原市主持召开深度贫困地区脱贫攻坚座谈会时再次强调,要"对因病致贫群众加大医疗救助、临时救助、慈善救助等帮扶力度"[1]。国家在实施新农合时,医疗救助制度也同时启动。医疗救助实施十多年来,成就显著,但仍有不足。

(一)医疗救助未实现全覆盖

　　对于重点救助对象(农村低保人员+农村特困人员),可以给予参加基本医疗保险的资金资助。从民政部门发布的 2009—2017 年医疗救助数据(见表7-17),资助参加合作医疗(城乡居民基本医疗保险)的人次每年在增长,但没

----

[1]　《在深度贫困地区脱贫攻坚座谈会上的讲话》,人民出版社 2017 年版,第 14 页。

有完全覆盖重点救助对象,除了 2016—2017 年资助参合的人次数 5560 万人次、5621 万人次分别大于 2016 年、2017 年重点对象人数 5083.4 万人和 4512.1 万人,但这两年有的地区实行了城乡居民医保合并,资助参合人次数不单指农民数了。

有研究认为,2003—2009 年覆盖面增长幅度较大,但 2009 年以后,覆盖面增长幅度明显趋缓,依然有很多目标人群未能在政府的救助下参加新农合。2012 年以来,在全国目标群体总人数继续上升的情况下,资助参合覆盖面缺口有所扩大。2013 年,资助参合覆盖面缺口达到 1723 万人,较 2011 年扩大了 367 万人(白晨和顾昕,2015a)。

表 7-17　2009—2017 年医疗救助情况

年份	资助参加合作医疗人次数(万人次)	资助参加医疗保险支出(万元)	直接医疗救助支出(万元)	农村低保人数(万人)	农村特困人数(万人)	低保+特困人数(万人)
2009	4059	58631	807749	4760.0	553.4	5313.4
2010	4615	215670	1042328	5214.0	556.3	5770.3
2011	4825	105163	1469147	5305.7	551.0	5856.7
2012	4490	374766	1663140	5344.5	545.6	5890.1
2013	4869	444488	1804597	5388.0	537.2	5925.2
2014	5022	484468	2041295	5207.2	529.1	5736.3
2015	4547	544835	2145715	4903.6	516.7	5420.3
2016	5560	633541	2327458	4586.5	496.9	5083.4
2017	5621	739969	2660890	4045.2	466.9	4512.1

注:数据来源于 EPSDATA 平台的《中国卫生数据库》及民政部发布的统计公报。

在重点救助对象还未全覆盖保证其参保资助的情况下,对于低收入救助对象和大病致贫对象的救助就具有选择性,要么减少覆盖面,要么降低资金资助标准。所以,只靠民政部门资助,城乡医疗救助发挥的作用还不充分。

社会捐助资金有限。从 2003 年开展医疗救助制度以来,医疗救助资金只有不到2%来自社会捐助。企业方面,某慈善公益组织2005年的调查报告反映,超过1000万家企业在国内登记注册,仅有1%的企业参与捐赠,即近10万家企业有过捐献记录;个人方面,慈善捐赠的不到10%(曾蓓,2010)。医疗救助资金几乎全部来自政府的投入,即政府投入支撑着医疗救助制度的运行。

(二)救助水平有地区差异

我国贫困群体基数较大,随着保障水平的提升,各级财政投入力度加大。根据民政部2009—2012年的社会服务统计公报数据,2009—2012年,各级财政支出的医疗救助资金从64.6亿元增长到132.9亿元,年均增长27.2%。医疗救助资金主要用于贫困群体参与新农合的筹资和大病人群的医疗补助,对大病人群的资助金额比较稳定,人均保持在700元左右。

湖北省的资助水平高于同期全国平均水平。根据2012年湖北省民政厅民政事业统计报表数据,民政部门用于农村大病医疗救助资金4.47亿元,资助人数为57.5万人左右,人均资助金额778元左右,略高于全国的平均水平。资助参加新农合人数22.7万人,资助参加新农合资金1.14亿元。

为了检验地区间医疗救助资金的差异,白晨和顾昕(2015a)通过人均获得的医疗救助资金作比较。以各地级市"当年农村医疗救助总支出"数据[①]作为分子,以农村医疗救助基础目标定位人群包括低保户(含特困户)、五保户及重点优抚对象三类作为分母[②],2006—2012年,农村人均医疗救助给付水平从最初44.87元增长至254.97元,翻了近6倍(见表7-18)。特别是2009年《关于进一步完善城乡医疗救助制度的意见》颁行以后,医疗救助给付水平增长幅度更是不断提高。到2009年高达498.34元,此后增长幅度虽有下降但

[①] 来自《中国民政统计年鉴》中"预算资金总体支出情况"(或"费用支出明细和基本数字")中"医疗救助"项。

[②] 其规模由《中国民政统计年鉴》中"农村居民最低生活保障人数""农村特困户""农村集中供养五保户人数""分散供养五保户数""定期抚恤人数""定期补助人数"加总获得。

救助额度仍然维持在较高水平。农村医疗救助资金在各地区间也显示出显著的差异性。2006年,人均给付水平最高的广东省东莞市比最低的辽宁省阜新市高出501.42元,相差近300倍。到2012年,最高的新疆维吾尔自治区克拉玛依市比最低的辽宁省锦州市高出2314.95元,相差约108倍。人均医疗救助预算投入标准差及最大最小比值在一定程度上揭示了医疗救助给付水平的地区不平等性。

表7-18 2006—2012年农村人均医疗救助给付水平统计 （单位:元）

年份	平均值	中位数	标准差	最小值	最大值	最大值/最小值	最大值-最小值
2006	44.87	25.68	60.64	1.69(阜新市)	503.11(东莞市)	297.70	501.42
2007	106.71	53.67	358.98	0.51(长春市)	5792.26(重庆市)	11357.37	5791.75
2008	106.83	59.30	235.38	2.12(韶山市)	3657.39(衡阳市)	1725.18	3655.27
2009	172.95	101.11	498.34	1.44(天水市)	8102.46(衡阳市)	5626.71	8101.02
2010	192.77	131.01	308.02	2.89(阜新市)	4499.93(常德市)	1557.07	4497.04
2011	249.44	172.17	422.67	34.39(辽阳市)	6006.29(克拉玛依市)	174.65	5971.90
2012	254.97	189.93	228.62	21.49(锦州市)	2336.44(克拉玛依市)	108.72	2314.95

（三）救助对象瞄准机制存在缺陷

时正新(2002)指出医疗救助是一种选择性制度,选择有可能犯两类错误:一类是应该被选进来的救助对象却被排除了,即犯了"去真"错误;另一类是不该获得救助的救助对象被选进来了,即犯了"存伪"错误。正确的选择需要信息成本,还需要执行者有公正的职业素养,因此,为了防止其过于不公正又需要监督成本。如果民间自发地从事这种事务,可以节省信息成本和监督成本,效率是可观的。

目标对象瞄准有多种方法。最为常见的就是家计调查,包括收入调查和资产调查。贫困者家庭一般没有什么有价值的资产,因此家计调查也就等同于收入调查。家计调查的具体方式也多种多样,最直接的方式就是核定申请人在一定时间段内的收入,但由于税收体系有待完善,不具有可操作性。另一种方式被称为"代理性家计调查",即选用适合当地民情的一两项易辨别指标,例如是否拥有高档商品,来判断申请者个人或家庭的经济状况。第三种常见的方法是类别定位法,即依照某些社会经济人口学特征来确定一些特定的人群,为他们提供社会救助。第四种是区域定位法,也就是确定贫困地区,然后对该地区所有人实施救助。第五种方法是"社区题名法",即由社区以当地民众认为是公正、公平的方式鉴别出适当的社会救助受益者。在实践中,这五种方法往往混合起来使用。我国在农村医疗救助的目标定位上,基本上采用上述第一种和第三种方法的混合。农村医疗救助目标定位人群以既有社会救助对象为基础,主要包括低保户、五保户、重点优抚对象三类。我国从 2014 年推动精准扶贫工作以来,农村对低保户、五保户、重点优抚对象的瞄准差误差几乎消除了。

由于救助资金有限,并不能保证非重点救助对象申请就能成功。虽然政策规定,凡是符合条件的都可以申请,但在实际操作过程中很多群众根本不懂相关政策,不知道如何申请。村干部对政策的宣传途径和方式有限,早期网络不发达的情况下,农民从其他途径了解政策的手段不足。

群众认为贫困医疗救助的实施存在人情因素。在关于贫困医疗救助问题调查时,对调查对象询问什么是贫困医疗救助,2006 年红安县群众的知晓比例仅为 8.48%,2012 年宣恩县群众的知晓比例为 33.33%(见表 7-19)。在知晓的群众中,认为救助对象程序不公平的比例高于认为公平的。这反映了我国目前的贫困医疗救助体系仍存在不足。

表 7-19 不同时段下农户对农村医疗救助评价 （单位:%）

评价项目	评价结果	2006 年	2012 年
知不知道农村医疗救助	知道	8.48	33.33
	不知道	91.52	66.67

续表

评价项目	评价结果	2006 年	2012 年
确定救助对象的程序是否公平	公平	2.60	15.33
	不公平	5.88	18.00
	不知道	91.52	66.67

（四）案例分析：受益与救助申报

以湖北省恩施州为例。恩施州实行医疗救助制度，救助的年封顶线为8000 元。2012 年需纳入农村医疗救助人数 31.78 万人次，实际资助 36.7 万人次，金额 6523 万元，人均资助金额较低。贫困地区的地方财政对医疗救助的投入资金较其他地区偏低。恩施州对医疗救助对象实行住院救助时，按当年个人实际发生住院的医疗费在新农合按比例报销后，剩余部分凭医院发票（复印件）进行救助。农村五保户、孤儿救助比例为 70%，贫困优抚对象救助比例为 50%，其他对象救助比例为 30%，但个人全年累计救助总额不超过8000 元。

对医疗救助对象实行门诊救助时集中供养，五保对象门诊救助标准人年平均救助金额不低于 100 元。对长期患慢性病需要药物治疗或维持的城乡低保对象，通过发放定额救助卡等形式，实行定额门诊救助，每人每年救助金额不低于 100 元①。按这种医疗救助方式，救助的效果并不明显，以恩施州某镇的贫困人员获得医疗救助金额情况为例，表 7-20 为救助具体情况。

---

① 《恩施土家族苗族自治州城乡贫困群众医疗救助办法》于 2011 年 7 月实施。

表 7-20　2012 年恩施州某镇贫困人员获得医疗救助金额情况

获助金额（元）	人数（人）	百分比（%）	累计 百分比（%）	其他参数
100 及以下	27	4.71	4.71	
101—200	72	12.57	17.28	
201—500	183	31.94	49.21	
501—1000	122	21.29	70.51	
1001—2000	107	18.67	89.18	均值 1013.951
2001—3000	22	3.84	93.02	标准差 1405.47 方差 1975354
3001—4000	11	1.92	94.94	偏度 3.16
4001—5000	16	2.79	97.73	峰度 14.15
5001—6000	2	0.35	98.08	
6001—8000	11	1.92	100.00	
合计	573	100.00	—	

　　从表 7-20 中的数据可发现,近 50% 的救助对象获得的救助金额在 500 元及以下,其中 31.94% 的救助对象获得的资助额度在 201—500 元。70.51% 的救助对象获得的救助额在 1000 元及以下。多数人员获得的救助金额对减轻家庭经济负担的效力可谓是杯水车薪。获得救助金额偏额为 3.16,远远超过了 1,标准差数据达到了 1405.47 元,在救助方面存在"苦乐不均"的现象,救助额度与病人家庭经济条件状况的关联性不强,没有体现出越贫困获得救助金额越多。达到封顶救助标准 8000 元的救助对象还不到 2%,封顶救助标准并不高,能满足封顶救助的必须是处于城乡低保边缘的困难户家庭且个人一年负担医药费 3 万元及以上,家庭生活陷入困难的对象。个人负担超过 3 万元,8000 元的封顶限额救助偏低。此外,贫困医疗救助资金的投向和资助力度不是十分合理,太分散地投向了非重大疾病的贫困者,而对由疾病产生的贫困者救助不力。

对于非低保户、贫困户及优抚对象的患者发生大的医疗费用开支需要实施大病医疗救助的必须先由本人申请,通过程序由民政部门审核,财政部门把申请成功的补偿资金发到医保专用卡。

案例1:

基本情况:男户主侯某62岁,妻子杨某57岁,有两个儿子,大儿子已结婚分家,户主夫妻与小儿子、媳妇住一起,供养80多岁的母亲。户主兄弟姐妹7人,都在农村种地,经济状况一般,妻子杨某兄弟姐妹6人,也在农村种地,经济状况不好。户主家里种有6亩田地,儿子在外地打工。户主侯某以前身体健康,2006年6月感觉不舒服,吞不下东西,镇卫生院当作食道炎治了三个月,不见好,到县医院检查,发现为食道癌。看病筹资,妻子娘家的两个兄弟各借了5000元,两个儿子各出了3000元,母猪卖了300元,8个小猪卖了640元。在三甲医院做手术,住院近一个月,花费19551.63元,合作医疗报销了2117元,车费、生活费有2500余元,获得医疗救助款100元。村干部对其家庭经济状况评价是贫困户。

案例2:

基本情况:男户主王某,66岁,中共党员,当过兵,转业后在村里做过会计,妻子俞某63岁。夫妻俩生有两个儿子,老大一家在重庆自办机械加工厂,很少回来。同小儿子、媳妇住,孙子、孙女在家由老人照顾。王某有兄弟姐妹6人,有的在县城做生意,有的种田,家庭经济条件较好。俞某有3个兄弟姐妹,在农村种地,家庭经济条件一般。2006年3月王某胃不舒服,在村里治疗后没有好转,4月到县医院检查,发现为胃穿孔,要做手术。看病筹资:小儿子拿了2700多元的存款,大儿子寄回了2000元,侄儿借了2000元,本队的大侄女婿借了2000元,二侄女在福建寄回来1500元。在县医院做了手术,住院十多天,花了8145.93元,合作医疗报销了1461.5元,车费、生活费有1000余元。村干部对其家庭经济状况评价是一般户。

将两个案例的主要信息列于表7-21中。从资格方面比较,案例1和案例

2 都花费比较大,案例 1 的经济状况更差一些,更符合贫困医疗救助要求,而案例 2 则不然。从信息掌握上比较,两户都不知道大病医疗救助,但案例 2 通过其他渠道(在另一个村当干部的亲戚:患者的叔伯兄弟),知道医疗救助信息。案例 1 没有信息来源,即使在调查员调查时,也不知道贫困医疗救助是怎么回事。从获助资金比较,案例 1 理应获得更多的救助资金,因为其医疗花费更多,差别就在于是否申请,案例 1 未申请,所得的 100 元救助与大病救助的资金标准相去甚远①;而案例 2 申请了,所以获得的救助金额更高。上述案例发生在 2006 年左右,当时的救助制度不如现在完善。

表 7-21　获得贫困医疗救助的两农户情况比较

编号	经济状况	病名	医疗花费(元)	新农合补助(元)	救助(元)	获助途径	属地
案例 1	贫困户	食道癌	22000	2117	100	未申请	同一个镇
案例 2	一般户	胃穿孔	9200	1461.5	1200	申请	同一个镇

三、制度间的协调性

在政府大幅增加对新农合和农村医疗救助制度的财政投入及新农合广泛覆盖的制度背景下,农户的就医经济负担有所减轻,但新农合和农村医疗救助制度资助的金额与农户的实际医疗费用相比较,实际报销比例并不高,农户仍然承担了大部分的费用。有的费用超过了贫困农户的承担能力,导致灾难性医疗支出。降低农村贫困农户的就医经济负担,就是要尽可能地提高新农合和农村医疗救助制度的实际补偿比例。

以住院治疗为例,通过对新农合和农村医疗救助制度的起付线、报销比例和报销程序等制度比较,就新农合制度而言,医疗费用报销起付线的降低、报

---

① 有村干部反映,医疗救助因为要照顾的人太多,民政部门平均给每个村分配固定的救助金额。

销比例的提高及报销便捷程度的改进,能够增加农村贫困农户获得新农合报销的机会,并提高其实际补偿金额;就农村医疗救助制度而言,取消病种限制和起付线、提高报销范围内的报销比例、实施即时结算及加强农村医疗救助制度的宣传等措施,能够有效地增加农村贫困农户获得住院医疗救助的机会。在无法大幅度提高新农合报销比例的情况下,可改进农村医疗救助制度,进一步减轻农村贫困农户的就医经济负担。主要措施包括:优化住院报销政策,取消起付线和病种限制;提高报销的便捷程度及报销范围内的报销比例;通过多种渠道加强对农村医疗救助制度的宣传,增强农村贫困农户对相关制度和程序的了解,促进他们充分利用农村医疗救助制度来分担其沉重的自付医疗费用;进一步加大对农村医疗救助制度的财政投入,并把新增加的医疗救助资金主要用于报销农村贫困农户大额的自付医疗费用(方黎明,2013)。

从总体上看,医疗救助效能还有待提高,特别是重特大疾病医疗救助水平与困难群众的实际需求之间仍然存在较大差距,托底保障能力明显不足。

一方面,要准确把握医疗救助制度定位,积极拓展对象范围,依据家庭困难程度、医疗费用支出等科学确定救助水平。另一方面,要加强相关制度的有效衔接,配合有关部门研究制定新农合、大病保险向困难群众倾斜的政策措施,推进相关制度信息管理平台互联互享,实现“一站式”信息交换和即时结算。加强与临时救助等社会救助的制度转接,综合运用多项救助政策,提升对困难群众的救助水平。推动落实社会力量参与医疗救助应当享受的财政补贴、税收优惠和费用减免等政策,鼓励支持公益慈善组织通过设立专项基金等形式,开展针对特定重大疾病病种的专项救助。

为了加强制度衔接,民政部、财政部、人力资源和社会保障部、国家卫生计生委、保监会、国务院扶贫办联合发文《关于进一步加强医疗救助与城乡居民大病保险有效衔接的通知》(民发〔2017〕12 号)。在未达到大病救助标准的,按“基本医疗保险报销+医疗救助”。对于年度内多次就医经基本医疗保险报销后费用累计达到大病保险起付线的,要分别核算大病保险和医疗救助费用报销基数,其中大病保险应以基本医疗保险报销后超出大病保险起付线的费用作为报销基数。基本医疗保险、大病保险、医疗救助"一站式"费用结算也已基本覆盖。

第八章　公共投入强化农村
医疗卫生服务能力

　　补供方,就是政府对医疗卫生服务提供者为公共卫生服务、医疗机构的基本设施建设和医疗器械购买等提供专项资金。

　　中华人民共和国成立初期,医疗资源80%配置在大中城市,20%配置在县城,广大农村基本上没有医疗设施。各种传染病、地方病广泛流行,人口死亡率高,人均预期寿命低。从20世纪50年代中期开始,经过二十多年不懈努力,我国逐渐在农村建立起"三位一体"的医疗卫生服务体制。"三位一体"就是县、乡、村三级医疗卫生机构、乡村医生队伍和农村合作医疗制度。这种有中国特色的、为世界所称道的中国农村卫生模式迅速在全国农村推广,初步解决了缺医少药问题。通过把国家、集体和农村居民办医的积极性都充分调动起来,克服了国家财力和卫生人力不足的困难,使中国农村卫生事业在国家财政还很困窘、农村经济还很落后的情况下迅速发展。随着中国经济体制改革,集体经济衰退,政府对卫生服务的公共服务功能意识弱化,农民的医疗问题形势严峻。几经波折,农村卫生服务体系逐步回归公益性。

第一节　农村卫生服务体系概述

一、农村卫生服务体系的建立

1949 年以前,群众的生命健康受到传染病、地方病、寄生虫病的严重威胁,人口死亡率为 25‰,人均寿命只有 35 岁。全国仅有卫生机构 3670 个且集中在大城市,无法满足广大农民的医疗需求。中华人民共和国成立初期,农村卫生工作形势十分严峻。要在短时间培训出大量初级医护工作者,突出预防和初级保健,重点实施公共卫生计划,治疗水平的提高是其次。从 20 世纪 50 年代开始,通过快速培训的方式,培养了一大批农村卫生员。开始设置分层次的卫生服务体系,县设卫生院、区设卫生所、村设卫生室。至 1958 年,各县基本上都建立了县医院,随后,又建立了公社卫生院。到 20 世纪 70 年代初,我国在不到 30 年的时间里建起了完善的县、乡、村三级预防保健网络。县级卫生机构即县医院、防疫站和妇幼保健站,承担农村预防保健、基本医疗、基层转诊、急救及基层卫生人员的培训与业务指导职责,是农村预防保健和医疗服务的业务指导中心;乡级卫生机构是三级预防保健网络的"枢纽",其主体是乡镇卫生院,受县级卫生行政部门的委托,承担预防保健、基本医疗、卫生监督、健康教育、康复、计划生育等基本卫生服务;村级卫生机构是三级预防保健网络的"网底",主要为村卫生室,负责一般伤病的诊治和疫情报告,并协助乡镇卫生院实施儿童计划免疫等(彭翔和徐爱军,2012)。

二、农村卫生服务体系的衰落

改革开放后,随着农村行政管理体制和经济体制改革,农村卫生体制逐步瓦解。财政分权改革和财政包干体制推进,政府对农村三级卫生服务机构拨款逐渐削减。农村卫生服务机构为了生存而追求利益,运行严重偏离了社会公益方向。有限的财政资金主要投向了县级医疗机构，导致农村三级卫生服务网发生断裂。依靠集体经济支持的"赤脚医生"和村卫生室的生存受到了冲击，全国村卫生室的数量从 1985—1995 年的 80 万个左右减少到 2004 年的 55 万个。乡镇卫生院的数量也有较大幅度的下降，1985—1990 年，不能保证一个乡镇一个卫生院。县综合医院的数量基本保持稳定，每个县都有一所综合医院。基层医疗机构服务能力不足，农民"看病难""看病贵"问题特别突出。

三、农村卫生服务体系的重建

为了提高农村医疗机构的服务能力，相关部门在"八五"和"九五"期间设立了农村卫生和医疗保健专项投资，支持乡镇卫生院、县级卫生防疫站和妇幼保健院设施的改造建设，又称"三项基本建设"。三项基本建设促进了农村基层医疗机构的发展，特别对乡镇卫生院医疗服务质量的提高起了重要作用，但政府投入仍然相对不足，特别是地方配套资金困难，政策的效果打了折扣。1989 年，为了合理引导医疗机构的布局和发展，我国开始实施医院分级管理。依据《医院分级管理标准》，将各医疗机构按功能和任务划分为三级，每级又分甲、乙、丙三等，各级各类医疗机构对应的职责、功能以及必备条件不同。一级医院是直接为一定人口的社区提供预防、治疗、保健和康复服务的基层医院，是初级卫生保健机构；二级医院是跨社区提供综合医疗卫生服务的地区性医院，是地区性医疗预防的技术中心；三级医院是跨地区、省、市以及向全国范围提供医疗卫生服务的医院，是具有全面医疗、教学、科研能力的医疗预防技术中心。农村地区的县医院和乡镇卫生院分别按照各自的功能和条件进行建设以通过医院分级管理达标评审。三项基本建设和医院分级管理措施的重点都放在了加强房屋和仪器设备等实体、硬件上，缺乏对卫生人力资源的培养，并没有从根本上提高农村医疗机构的服务能力。

2006 年，卫生部、国家中医药管理局、国家发展和改革委员会、财政部联合发布了《农村卫生服务体系建设与发展规划》(卫规财发〔2006〕340号),该规划第三章第一节指出,"农村卫生服务体系以公有制为主导、多种所有制形式共同发展和完善,由政府、集体、社会和个人举办的县、乡、村三级医疗卫生机构组成,以县级医疗卫生机构为龙头,乡(镇)卫生院为中心,村卫生室为基础。主要包括县综合医院、县中医(民族)院、县疾病预防机构、县卫生执法监督机构、县妇幼保健机构、乡(镇)卫生院、村卫生室及其他卫生机构等"。服务体系规划更完善了。

《中共中央　国务院关于深化医药卫生体制改革的意见》(中发〔2009〕6号)中对发展农村卫生服务体系描述如下:进一步健全以县级医院为龙头、乡镇卫生院和村卫生室为基础的农村医疗卫生服务网络。县级医院作为县域内的医疗卫生中心,主要负责基本医疗服务及危重急症病人的抢救,并承担对乡镇卫生院、村卫生室的业务技术指导和卫生人员的进修培训;乡镇卫生院负责提供公共卫生服务和常见病、多发病的诊疗等综合服务,并承担对村卫生室的业务管理和技术指导;村卫生室承担行政村的公共卫生服务及一般疾病的诊治等工作。有条件的农村实行乡村一体化管理。积极推进农村医疗卫生基础设施和能力建设,政府重点办好县级医院,并在每个乡镇办好一所卫生院,采取多种形式支持村卫生室建设,使每个行政村都有一所村卫生室,大力改善农村医疗卫生条件,提高服务质量。

按《农村卫生服务体系建设与发展规划》要求,每个县至少有一所综合医院,一个乡镇有一所卫生院,一个村至少有一所村卫生室。村卫生室是医疗、预防和保健服务的基石,乡镇卫生院是联系村卫生室和县医院的桥梁,县医院是农村三级服务网中的龙头。

四、农村卫生服务体系现状

(一)农村医疗服务机构规模

根据《2019年我国卫生健康事业发展统计公报》数据显示,2019年年底,全国 1881 个县(县级市)共设有县级医院 16175 所、县级妇幼保健机构 1903 所、县级疾病预防控制中心 2053 所、县级卫生监督所 1724 所,四类县级卫生机构共有卫生人员 322.9 万人。

2019 年,全国 3.02 万个乡镇共设 3.6 万个乡镇卫生院,床位 137.0 万张,卫生人员 144.5 万人(其中卫生技术人员 123.2 万人)。与 2018 年比较,乡镇卫生院减少 349 个(乡镇撤并后卫生院合并),床位增加 3.6 万张,人员增加 5.4 万人。2019 年,每千农村人口乡镇卫生院床位达 1.48 张,每千农村人口乡镇卫生院人员达 1.56 人(见表 8-1)。

表 8-1　全国乡镇卫生院规模及服务情况

指标	2018 年	2019 年
乡镇数(万个)	3.16	3.02
乡镇卫生院数(个)	36461	36112
床位数(万张)	133.4	137
卫生人员数(万人)	139.1	144.5
其中:卫生技术人员	118.1	123.2
执业(助理)医师	47.9	50.3
每千农村人口乡镇卫生院床位(张)	1.43	1.48
每千农村人口乡镇卫生院人员(人)	1.49	1.56
诊疗人次(亿人次)	11.2	11.7
入院人数(万人)	3985	3909
医师日均担负诊疗人次	9.3	9.4
医师日均担负住院床日	1.6	1.5
病床使用率(%)	59.6	57.5
出院者平均住院日(日)	6.4	6.5

2019 年,全国 53.3 万个行政村共设 61.6 万个村卫生室。村卫生室人员达 144.6 万人,其中:执业(助理)医师 43.5 万人、注册护士 16.8 万人、乡村医生和卫生员 84.2 万人。平均每村卫生室人员 2.35 人。与 2018 年比较,村卫

生室数减少 0.6 万个,人员总数有所减少(见表 8-2)。

表 8-2　全国村卫生室规模

指标	2018 年	2019 年
行政村数(万个)	54.2	53.3
村卫生室数(万个)	62.2	61.6
人员总数(万人)	145.4	144.6
其中:执业(助理)医师数	39.5	43.5
注册护士数	15.3	16.8
乡村医生和卫生员数	90.7	84.2
其中:乡村医生	84.5	79.2
平均每村卫生室人员数(人)	2.34	2.35

数据对比可见,在县级,医疗机构类别、数量更多。在乡镇,平均每个乡镇能保证一个卫生院。平均每个村能保证有一个村卫室,不能满足每个村有一名执业医师或注册护士。

(二)农村医疗服务机构效率

2019 年,全国县级(含县级市)医院诊疗人次达 12.8 亿人次,比上年增加 0.9 亿人次;入院人数 9135 万人,比上年增加 390.4 万人;病床使用率 80.7%,比上年下降 1.0 个百分点。

2019 年,乡镇卫生院诊疗人次为 11.7 亿人次,比上年增加 0.5 亿人次;入院人数 3909 万人,比上年减少 75 万人。医师日均担负诊疗 9.4 人次和住院 1.5 床日。病床使用率为 57.5%,出院者平均住院日为 6.5 日。与上年相比,乡镇卫生院医师工作负荷比较稳定,病床使用率下降 2.1 个百分点,平均住院日延长 0.1 日。

村卫生室诊疗量达 16.0 亿人次,比上年减少 0.7 亿人次,平均每个村卫生室年诊疗量 2597 人次。

数据对比可见,村卫生室诊疗量有减少趋势,县级、乡镇级医院诊疗量有上升趋势。乡镇卫生院的病床使用率低,患者住院倾向于选择县级及以上医院。

第二节　农村卫生服务体系投入

一、政府重视对农村卫生服务体系的投入

为了解决农村医疗卫生服务滞后的问题,2002 年国务院召开的农村工作会议发布了《关于进一步加强农村卫生工作的决定》(中发〔2002〕13 号),要求各级政府高度重视农村医疗卫生工作,涉及农村医疗卫生体系的投入要不断增加。农村医疗卫生属于基本医疗服务和公共卫生服务范畴,政府应加大投入,明确责任。

《农村卫生服务体系建设与发展规划》(卫规财发〔2006〕340 号)指出农村卫生服务体系建设所需投资由中央专项资金、地方财政资金、单位自筹等多渠道筹措解决。中央专项资金支持的项目所需配套资金原则上以省级政府筹集为主,有配套能力的市(地)、县(市)政府和县医院、县中医院可安排适当的自筹资金。建设项目需要解决的建设用地,由地方政府无偿划拨。地方政府应减免各种建设配套费用,支持项目建设,降低建设成本。

从 2004 年起,分 5 年,中央重点支持的建设项目总投资 216.84 亿元,其中中央安排投资 147.73 亿元,其余 69.11 亿元由地方安排。其中卫生院投入安排投资 141.26 亿元。县级医疗卫生机构投入 75.58 亿元,分别为县医院 49.19 亿元、县妇幼保健机构 8.29 亿元、县中医院 18.1 亿元,村卫室建设投入未提及。政府投入主要用于业务用房和设备购置。

2009—2011 年,各级政府在全国 45 个县共安排农村卫生服务体系建设项目 4843 个,其中包括 71 个县级医院、427 个乡镇卫生院和 4412 个村卫生室的业务用房和辅助用房建设类项目 3937 个、设备购置类项目 906 个。计划总

投资75.42亿元,其中中央财政投入10.74亿元、地方财政投入52.76亿元,以及其他社会投入11.92亿元,平均每个县投入资金约1.68亿元。15052个村已经建立卫生室,达到应建数的90.5%。县级医院中,已经有50%医院达到二甲水平。随着三级卫生服务体系的健全与完善,困难地区重大传染病、地方病和职业病的预防和控制,受到了专项补助。对艾滋病、乙型肝炎、结核病、血吸虫病等严重传染病患者实行免费或低收费治疗。加强了对疫情的监测网络建设,农村100%的地区已有疾控中心、93.5%的医疗卫生机构和70%以上的乡镇卫生院实现了疫情和突发公共卫生事件信息网络直报①。

2012—2017年全国财政医疗卫生供方投入中,虽然投入总额不断增长,由2012年的8142.14亿元增加到2017年的14450.63亿元(见表8-3),增长了77.5%,但以公立医院、公共卫生和基层卫生机构为投入主体,其中2017年三者占比合计超过70%。用于基层医疗卫生机构(不含基本公共卫生服务均等化补助)的资金支出占比总体呈下降趋势,由2012年的19.62%下降至2017年的17.55%;用于公共卫生的资金占比基本保持在24%—25%(郭锋、张毓辉、万泉等,2019)。

表8-3 2012—2017年财政医疗卫生支出中各部分占比 （单位:%)

年份	公立医院	基层医疗卫生机构	公共卫生	中医药	计划生育事务	食品和药品监督管理	医疗卫生管理事务	其他支出	支出总额（亿元）
2012	23.03	19.62	25.03	0.36	18.47	3.45	3.95	6.09	8142.14
2013	23.64	18.76	24.64	0.47	18.55	3.47	4.00	6.47	9294.53
2014	25.67	17.56	24.60	0.46	17.10	4.54	3.83	6.24	10299.89
2015	27.42	17.51	24.62	0.51	13.54	5.35	5.36	5.69	12105.14
2016	29.91	17.45	24.38	0.56	10.86	5.62	5.68	5.54	13352.06
2017	29.05	17.55	24.98	0.56	9.40	5.78	6.15	6.53	14450.63

① 国家审计署:《45个县农村医疗卫生服务体系建设专项审计调查结果》,见 https://www.audit.gov.cn/n11/n536/c46064/content.html。

二、农村卫生人才培养投入

我国农村地区医疗卫生人员技术偏低且长期处于人员不足的状态。政府非常注重乡村医护人员队伍的建设。国家不断出台政策充实队伍、培养全科技能、改善待遇来稳定基层卫生人才队伍。

首先是充实队伍,国家卫生部发布了《关于加强卫生人才队伍建设的意见》(卫人发〔2009〕131号),2009—2011年中央财政支持招聘3000余名执业医师到乡镇卫生院。从2009年起,对志愿去中西部地区乡镇卫生院工作3年以上的高校医学毕业生,其学费(助学贷款)由国家实行补偿(代偿)。用3年时间,培训乡镇卫生院医疗卫生人员36万人次,培训村卫生室医疗卫生人员137万人次。

其次是培养全科技能。国家卫生部发布了《医药卫生中长期人才发展规划(2011—2020)年)》(卫人发〔2011〕15号)文件,到2015年,招聘5万名执业(助理)医师,到2020年,显著改善乡镇卫生院专业人员结构。加大社区卫生人员岗位培训项目实施力度,到2020年,完成10万名社区卫生人员全科医学岗位培训。实施以胜任岗位为目标的乡镇卫生院人员岗位培训项目。实施城市对口支援农村卫生工程。提高乡村医生知识水平,加大技能培训力度,每年对乡村医生进行轮训。

最后改善待遇。国家卫计委发布《"十三五"全国卫生计生人才发展规划》(国卫人发〔2016〕69号)等制度文件,建立健全基层医疗卫生人才队伍建设相关机制。进一步完善基层医疗卫生机构绩效工资制度,向一线人员尤其是全科医生倾斜,在基层医疗卫生机构核定的收支结余中提取一定比例,在绩效工资总量外作为职工福利和奖励基金,鼓励各地积极探索超量劳动补偿机制。

乡村医生有了规范管理。根据《国务院办公厅关于进一步加强乡村医生队伍建设的指导意见》(国发办〔2011〕31号)文件,乡村医生的待遇有了保障。乡村医生提供的基本医疗服务,由个人和新农合基金进行支付服务费。乡村医生提供的基本公共卫生服务,通过政府购买服务的方式进行合理补助。基本保证了乡村医生的待遇。县级卫生行政部门对在村卫生室执业的乡村医生每年免费培训不少于两次,累计培训时间不少于两周。

资金投入巨大。"全科医生转岗培训""农村订单定向免费培养医学生""万名医师支援农村"等项目,政府每年安排约 10 亿元资金投入。从 2009 年起每年安排约 16 亿元,支持地方在基层医疗卫生事业单位和专业公共卫生机构实施绩效工资。

三、农村卫生服务机构的投入需求

各级政府在农村基层卫生服务机构的服务能力上的投入是巨大的,效果也很明显。外观上,房屋修缮及扩建很普遍,设备增多了,床位增加了,行医条件大为改善。根据全国的统计数据,乡镇及社区等基层卫生服务机构的数量及医师人数和床位数,绝对数和相对数都有所上升。这种现象的出现不外乎是政府增加投入的结果。一方面,政府增加了硬件方面的投入,即基础设施和医疗设备的投入,也被称为"资本投入";另一方面,政府对基层卫生服务机构的日常运营提供了补贴,但这方面的投入数据缺乏,原因是投入来源的多样化,涉及多个部门的多种项目,有些是政府的预算外融资(顾昕,2012b)。

基层卫生服务机构仍然认为财政投入不足。县乡各医疗卫生单位的收入主要靠业务收入。职工工资、津贴、奖金等实行的是财政差额拨款,医院的职工待遇与业务收入量挂钩。医务人员津贴、奖金按个人业务收入情况以一定比例发放给本人,有的科室还对外实行承包经营获得收入。例如,乡镇卫生院医务人员津贴、奖金基本上按以上规则分配收入,疾控人员则实行独立核算,其办公费、人员的补贴、津贴由科室自行负责。所以没有医疗业务收入的卫生单位,靠国家给予的其他补助,难以满足医生的待遇要求。

第三节　农村卫生服务体系非均衡分析

农村医疗保障实施后,农民看病贵的问题有所缓解。农民看病难的问题依然存在,看病难难在县级以下医疗机构诊疗水平不高,难在县级及以上综合医院人满为患,挂号排长队、检查排长队、住院排队等床位等一系列问题。看病难又增加了农民治疗的费用,尽管新农合减轻了农村居民的就医负担,但医疗费用增长较快,医疗费用增长抵消了报销水平提高带给患者减负感觉,病人自付费用绝对额并未下降(应亚珍,2014)。然而,如果公共财政支持后,农村卫生服务体系中各个项目的运作方法不当,将导致政府公共财政投入的无效率,整个农村医疗救助制度将回复到瘫痪状态(蒋中一,2005)。解决农民看病贵问题的核心不应只测算农民看病报销的比例,还要测算农民看病自费的绝对额和间接费用,间接费用的多少由农民看病的可及性决定,三级医疗机构的建设在保障农民治疗的可及性方面仍有不足。贫困地区由于受经济及环境因素的影响,农民看病的可及性更差。本章利用有关统计数据和调查数据,从农村三级医疗机构的设置及服务现实,以及农民治疗费用等方面分析目前农村三级医疗机构建设及投入问题。

一、农村卫生服务体系地位不均衡

(一)过于重视县级医院

无论是《农村卫生服务体系建设与发展规划》还是《中共中央　国务院关于深化医药卫生体制改革的意见》,对农村卫生服务体系的构成都很明确,由县、乡、村三级医疗服务机构形成服务网络,医疗服务机构互有分工且相互合作,县级医疗机构是解决农民看病的重点单位,其他二级医疗机构提供辅助服务,达到农民大病治疗不出县的理想状况。《"十三五"卫生与健康规划》提出加强基层医疗卫生机构服务能力建设,以贫困地区为重点,加强乡镇卫生院、社区卫生服务机构标准化建设,提升基层医疗卫生服务能力和水平。推进乡镇卫生院和村卫生室一体化管理。国家发改委发布的《全民健康保障工程建设规划》(发改社会〔2016〕2439号)文件中明确2017年起,不再安排中央预算内投资支持乡镇卫生院和村卫生室项目建设,相关建设资金由地方政府负责筹集。投资向县级医院倾斜,真正在农民家门口的乡镇医院、村卫生室的建设投入未被重视。要乡镇卫生院、村卫生室的服务能力提升,又不给予资金重点支持,体现了政策的矛盾性。

(二)公立性垄断更突出

在三级卫生服务体系建设中,政府强调以公有制为主导、多种所有制共同发展,鼓励政府、集体、社会和个人举办医疗服务机构。在贫困地区,受到一些因素的影响,三级医疗机构基本上被公立性医疗机构所垄断。一是政府的卫生投入主要投向了政府主办的医疗机构,以确保具有行政事业身份的公立医疗机构人员队伍的稳定及待遇要求。例如,医疗保障定点医疗机构的选择上,事实上以公立医疗机构为主。二是贫困地区是劳务输出重点地区,外出打工者的医疗需求一般在其打工地区,造成了原籍地区医疗需求市场萎缩,使有意愿进入医疗服务领域的资本不愿意涉足。三是受贫困地区的经济、地理条件限制,高水平的医疗技术人员不愿意来,来了留不住,民营医院较少能引进高水平人才与公立医院展开竞争。由此,贫困地区的三级卫生服务体系相对结构简单,每县以县级综合医院(一般是县人民医院)为龙头,每个乡镇以一所卫生院为中枢,每个村以一个村卫生室为网点。在2009年的《中共中央　国务院关于深化医药卫生体制改革的意见》实施前,还有很多乡村医生开办个体诊所,新医改政策实施后,贫困地区农村的个体诊所渐渐消失。公立医院缺乏竞争性带来服务效率和服务质量难以快速提升。

二、农村卫生服务体系政府投入不均衡

(一)县乡医疗机构获益较大

《中共中央 国务院关于深化医药卫生体制改革的意见》中明确了政府的投入用于基本建设和设备购置、扶持重点学科发展、符合政策的离退休人员费用和补贴政策性的亏损,对承担的公共卫生服务等任务给予专项补助,形成规范合理的公立医院政府投入机制,但这方面的具体投入数据对外发布不足,原因是投入来源的多样化(顾昕,2012a)。可通过医疗机构的收入构成来分析政府的投入情况。

所有公立医院的总收入,原来的统计口径包括财政补助收入、上级补助收入、医疗收入、药品收入和其他收入,前两项统计为政府投入,后三项收入又称为业务收入。医改后,新统计口径变成了医疗收入、财政补助收入、科教收入、其他收入四项内容。为了考察政府对公立医院的投入情况,以卫生部门办医院为代表,应用县级综合医院数据进行分析。贫困地区,县级财政将有限的财政资金一般优先投向了县级综合医院。政府投入中以财政补助为主,财政补助是指从主管部门或主办单位取得的财政性事业经费(包括定额和定项补助)。表8-4 中的政府投入不包括医院的基建投入,基建投入是专项投入,以项目资金拨付,未在"卫生"口径统计。表8-4 中也未统计药品收入,这项收入从2013 年起逐步取消了。

表8-4 2009—2018 年卫生部门县属综合医院平均每所医院年总收入结构

年份	平均每所医院总收入(万元)	医疗收入(万元)	财政补助收入(万元)	科教项目收入(万元)	其他收入(万元)	财政补助收入占总收入比(%)
2009	4557.5	2187.3	451.9	—	65.3	9.9
2010	5561.0	2668.0	554.7	—	72.8	10.0
2011	6748.7	3311.7	665.9	—	84.2	9.9

续表

年份	平均每所医院总收入（万元）	医疗收入（万元）	财政补助收入（万元）	科教项目收入（万元）	其他收入（万元）	财政补助收入占总收入比（%）
2012	8427.6	7586.3	715.9	4.7	120.7	8.5
2013	9739.0	8759.2	840.9	2.1	136.8	8.6
2014	11226.4	10124.0	937.7	2.3	162.4	8.4
2015	12793.5	11218.0	1351.4	9.5	214.6	10.6
2016	14261.2	12460.7	1560.6	2.6	237.3	10.9
2017	15606.0	13565.4	1752.6	4.7	283.3	11.2
2018	16930.9	14721.2	1891.7	7.3	310.7	11.2

注:数据来源于 EPSDATA 平台的《中国卫生数据库》。表中的"—"表示当年未统计该数据。

表 8-4 的数据显示,在医院的总收入中,2013 年医院取消药品加成后,政府投入有所增加。一些医疗卫生专家所认为的政府投入,基本上等同于政府财政对公立医疗机构的直接投入。许多人在批评我国公共财政对医疗卫生领域投入不足之时,往往完全无视公立医疗保险的筹资与支出功能,这种做法有悖于国际通行做法(顾昕,2012b)。医疗收入中,有很大的比重来源于新农合,政府在新农合筹资中投入了大量的财政资金,政府给予公立医院新农合的定点医疗机构身份,使医疗保障资金以医疗收入的形式回到医院。

乡镇卫生院的收入结构和县级医院一样,由于没有对乡镇医疗机构的单独数据,以一级医院的数据作为乡镇卫生院的数据作分析(见表 8-5)。数据显示,乡镇卫生院的收入中政府投入的占比在逐年上升。政府投入在乡镇卫生院的收入比例大于县综合医院的政府投入比例,如果政府不保证较大的投入比例,乡镇卫生院的中枢功能无法体现,靠业务收入无法维持。业务收入中,通过新农合流入乡镇卫生院中的医疗保障资金少于县级医院。以宣恩县为例,2010—2014 年流入县级医院的新农合资金比例高于流入乡镇卫生院的,医疗保障资金流向乡镇卫生院的比例呈减少趋势,从 40.86% 下降到22.09%,减少的部分基本流入了县级以上医院(见表 8-6)。

表 8-5　2010—2018 年全国一级医院的总收入及构成情况

年份	平均每所医院总收入（万元）	医疗收入（万元）	财政补助收入(万元)	科教项目收入(万元)	其他收入（万元）	财政补助收入占总收入比（%）
2010	2157. 3	878. 8	246. 4	—	73. 3	11. 40
2011	2415. 7	979. 8	336. 2	—	66. 1	13. 90
2012	1013. 0	821. 0	147. 0	1. 0	44. 0	14. 50
2013	1074. 0	882. 0	151. 0	1. 0	40. 0	14. 10
2014	1128. 0	916. 0	171. 0	2. 0	39. 0	15. 20
2015	1089. 5	874. 5	175. 7	0. 6	38. 7	16. 10
2016	1261. 6	996. 9	222. 5	0. 9	41. 3	17. 60
2017	1341. 5	1051. 7	239. 3	0. 7	49. 8	17. 80
2018	1384. 0	1061. 8	265. 5	1. 2	55. 5	19. 20

注:数据来源于 EPSDATA 平台的《中国卫生数据库》。表中的"—"表示当年未统计该数据。

表 8-6　2010—2014 年宣恩县新农合基金补偿费用流向统计　（单位:%）

项目	年份	乡镇	县级	县级以上	其他
补偿费用流向	2010	40. 86	44. 22	14. 92	—
	2011	31. 48	38. 07	30. 45	—
	2012	20. 39	47. 15	32. 46	—
	2013	21. 47	42. 58	29. 26	6. 69
	2014	22. 09	44. 01	28. 87	5. 03

资料来源:恩施州财政局社会保险科。

　　各级政府对农村基层医疗机构的投入有显著的变化,显性效果是县级综合医院、乡镇卫生院的房屋修缮及扩建很普遍,设备添置了,床位增加了,行医条件大为改善。

（二)村卫生室财政投入偏少

　　村卫生室的收入统计包括上级补助收入和业务收入两部分,而无财政补助收入。村卫生室的政府投入并没有纳入财政的统一预算管理内。村卫生室名义上由村集体举办,实际上村集体只提供建设用地。建筑费用和日常运营费用由村卫生室承担,自负盈亏。根据村集体的经济条件,经济条件较好的村能对村卫生室的日常运行费用如水电费、网络费、电话费、医疗废物处理和日常性修缮费等开支进行补贴。

村卫生室承担的公共卫生服务内容有计划免疫、妇幼保健、疾病预防与控制、健康宣传等,其中只有计划免疫和妇幼保健能获得国家拨款和少量的收费收入。虽然村卫生室承担着农村基本医疗卫生服务和基本公共卫生服务,却被排除在政府的卫生系统外。

新医改后,贫困地区的县级综合医院和乡镇卫生院基础条件不断提档的同时,村卫生室基础建设依然落后,有 33% 的村卫生室的诊疗室、治疗室、药房三室面积合计没有超过 40 平方米(李准等,2011)。有的村卫生室房屋建造结构较差,建设年代久远,有的是利用村里废弃的小学改建而成,有的是乡村医生的家居住房,生活区与诊疗区没有严格区分。村卫生室必需医疗设备缺乏,如血糖仪和氧气包的拥有率非常低,影响糖尿病、慢性气管炎及肺气肿等常见病治疗。

村卫生室的收入基本以上级补助收入为主。一是根据村人口数和乡村医生的服务能力、完成公共卫生项目任务年终考核结果进行补助。乡村医生要完成的公共卫生服务项目是对农村 65 岁及以上的高血压病人、糖尿病人、新生儿的家访,对每个对象家访达三次的给予乡村医生一定经费的补助。二是县级政府为保障乡村医生合理收入采取专项补助的方式。三是中央和地方对村卫生室实施基本药物制度的专项补助。把三项收入分摊到每月,则乡村医生每个月的收入在 2000 元左右。如果村人口在 2000 人及以下的,乡村医生配置超过 2 个,每位乡村医生月收入水平还达不到 2000 元。

三、对农村医疗服务体系的需求不均衡

(一)患者对各级医疗机构的需求变化

村民习惯的治病途径一般为:先到村卫生室治,治不好就到县医院,再到县级以上医院。当病情确定需要巩固治疗或慢性病需要长期治疗时,患者会选择在村卫生室进行。村民对村卫生室和县级医院门诊选择有偏好,乡镇卫生院在门诊方面的优势并没有体现。通过门诊治疗和住院治疗分析,在农村的三级医疗服务体系中,县级综合医院发挥着重要的功能,导致农民大量涌入,增加了县级综合医院的负荷,使其有扩大规模的冲动。

以红安县为例,2007 年,以门诊就诊的 461 人次作为样本,将他们的门诊就诊次数和医疗机构列联表分析,考察患者对门诊医疗机构的认可度,在村卫生室(包括村里的个体诊所)和县级医院就诊的比例较高,分别达到了 27.8%和 43.2%,选择乡镇卫生院门诊就诊的比例为 29%。

2008 年,第四次国家卫生服务调查结果发现,两周内就诊机构选择,57.0%的患者在卫生室或社区卫生站就诊,在乡镇卫生院或社区卫生中心就诊的比例为 25.6%,在县级及以上医院就诊的比例为 17.4%。2013 年,第五次全国卫生服务调查数据显示,在卫生室或社区卫生服务站就诊的比例为59.1%,在乡镇卫生院就诊的比例为 22.2%,在县级以上医院就诊的比例与2008 年相比变化不大。2019 年,我国卫生健康事业发展统计公报数据显示,全国医疗卫生机构总诊疗人次达 87.2 亿人次,其中在村卫生室和社区卫生服务站诊疗人次占比为 20.3%,在乡镇卫生院或社区卫生中心就诊比例为23.3%。县级及以上医院诊疗人次占 56.6%。

数据比较显示。村民就医选择越来越偏向县级及以上医疗机构。村卫生室的条件虽然有所改善,但并没有吸引更多的患者就诊,相反还有所下降。乡镇及医疗机构并没有承接由村向上级机构流动的患者。

（二）县级综合医院的"虹吸效应"

县级综合医院具有"虹吸效应"。县级综合医院对乡镇卫生院具有业务指导的职责，同时与乡镇卫生院存在对患者的竞争。有需要住院治疗的大病患者，选择县级综合医院多于乡镇卫生院。有的病人通过县级综合医院初期治疗后完全可以转回到乡镇卫生院进行后期观察康复，但这种反向转诊比例较小，双向转诊机制建设不足。在越来越多病人的就医激励下，县级综合医院不断扩大规模，政府也一再满足其扩充需求，不断增加投入。县级综合医院在扩建的同时，高水平的医疗技术人员缺乏，捷径是从各乡镇卫生院吸纳技术骨干。县级综合医院表现出了很强的"虹吸效应"，将病人吸引跑了，将医生吸引走了，乡镇卫生院和村卫生室的服务能力不可避免地下降了。

（三）乡镇卫生院和村卫生室的"鸡肋"地位

1. 乡镇卫生院依赖医保基金

新农合带给乡镇卫生院生机。新农合实施前，多数乡镇卫生院的经济状况较差，医务人员收入低，高水平医疗技术人员奇缺。随着药品零售网点的全面铺开，药品价格垄断局面被打破，乡镇卫生院的药品利润下降，靠医疗服务收入难以维持运转，造成部分乡镇卫生院入不敷出、负债累累。新农合实施后，乡镇卫生院的状况得到较大的改善，收入明显提高，随着新农合对在乡镇卫生院就诊的患者补偿力度增大，就诊人次数有所增加，乡镇卫生院累积了一定的财力来改善基础设施。

医疗技术水平难以提升。虽然乡镇卫生院的服务能力和环境设施有所改善，但相对于农户日益增长的医疗卫生服务需求来说，其服务能力仍有差距。优秀的医学大学毕业生从业于乡镇卫生院的积极性不高，条件好的医院中技术好的医生流动意愿低，乡镇卫生院在人才引进和培养方面没有很好的方法，人才问题已成为制约乡镇卫生院发展的关键因素。

乡镇卫生院处境尴尬。由于在乡镇卫生院住院有较大比例的报销,患者以前能在村卫生室治疗的慢性病,现在选择到乡镇卫生院去住院治疗。到乡镇卫生院的患者多是住院"养病",去缓解变得严重的慢性病,乡镇卫生院似乎成了慢性病的"康复院"。患者认为严重的疾病,都去县级及以上级别的医院去了。

以恩施州宣恩县 CMY 卫生院为例,该卫生院 2014 年共有医疗技术人员 28 名,40 岁及以下的 24 人,占 86%;有执业(助理)医师 9 人,只占医疗技术人员的 32%,服务全乡 1.23 万人。人员年轻化,但执业医师偏少。该卫生院一直想引进高水平的医疗技术人员,但没有合适的有意向人员。2014 年全年实际为患者提供住院服务的人次数为 600 人次左右,与其全年提供 1000 人次服务能力的目标相去甚远。对 CMY 卫生院住院病人统计,某月共有 64 人次住院,患者年龄结构呈两极分布,年龄 10 岁及以下占 19%,50 岁及以上的占 75%。10 岁及以下的住院主要是治疗感冒,50 岁及以上的主要是治疗肺病、支气管炎、腰椎病、胃病等常见性慢性病,稍微有点严重的疾病基本上不在乡镇卫生院治疗。

从乡镇卫生院所承担的三项职能任务完成能力来看,公共卫生服务功能表现在农村的卫生知识宣传和疾病预防措施等方面,但做得并不到位,一是人员有限,二是经费有限,公共卫生服务功能发挥不完善。对乡村卫生室的指导功能由于自身技术的限制,指导能力也有限。其功能依然还是体现在医疗服务上。

2. 村卫生室转向公共卫生服务

在贫困山区,村民到县城看病不方便的情况下,选择在乡村医疗机构治疗的频次多。随着医改的进行,乡村医务室及乡村医生的情况有了显著变化,个体诊所明显减少了。新医改后,乡村医生由乡镇卫生院聘用,招聘的乡村医生可能不是本村人,一般也没有编制,不如以前的本乡本土的赤脚医生与村民联系紧密。乡村医生的技术水平没有明显提高。新政策的实施对村卫生室的用药、某些病种的治疗都有限制。村民选择卫生室就诊的比例小了,村民就医治疗要么到乡镇,要么到县城。村卫生室按政策要求承担行政村的健康教育、预防保健等公共卫生服务;医疗服务包括:疾病的初步诊查和常见病、多发病的基本诊疗以及康复指导、护理服务;危急重症病人的初步现场急救和转诊服务;传染病和疑似传染病人的转诊。由于诊疗量的减少,村卫生室的主要功能转变为公共卫生服务。

四、案例分析：不同医疗机构的费用非均衡

(一)村民看病的直接费用差别

以宣恩县为例,分别统计农户在不同级别医院的治疗费用,考察在三级医疗机构设置下农民的看病状况是否得到了改善,以 2013 年农户在县级医院、乡镇卫生院、村卫生室的花费情况为例。在县级医院的花费计算方法按如下步骤进行:先在宣恩县随机选择一个乡镇,然后统计该乡镇的每个患者在县人民医院看病花费的数据,以月分类,找出每月中患者看病花费的中位数即能找出十二个中位数,再找出这十二个数的中位数,以此中位数代表患者在县人民医院看病一次的花费。以此方法计算,宣恩县 CMY 乡农户在县级综合医院看病自费的中位数是 1108 元,住院时间的中位数是 7 天;CMY 乡卫生院看病自费的中位数为 372 元,住院时间的中位数为 6 天;村卫生室看病自费的中位数为 19 元,只有门诊花费。直接费用比较,在县级综合医院看一次病比乡镇卫生院自费多出约 740 元。

(二)村民看病的间接费用差别

间接费用包括农民看病的交通费用、时间成本、生活费用等。在村卫生室看病,农民的间接费用几乎为零。在乡镇卫生院治疗可能会产生交通费用,但一般低于到县城的交通费用。病人的陪护成本可能为零,不需要有人整天陪

护,陪护人员可能兼顾家里的生产。就餐可由家里做好送来,生活费用也可能为零。如果在县城就医,交通费往返一趟每人至少花 10 元。年纪较大、文化程度低的患者进城看病还需要人陪护,陪护人员的时间成本按每天 100 元计,住院时间按上述中位数 7 天计,时间成本达 700 元。县城的生活费用高,陪护者和患者二人每天生活费用至少 50 元,住院 7 天生活费 350 元。时间成本和生活费用两项加总,县级医院间接费用至少达 1000 元。政府在对患者进行医疗补助时,对农民看病的间接费用不补助。

无论是直接费用还是间接费用,患者进县城医院治疗的医疗费用高于乡、村医疗机构很多。村民不得不选择县级医院治疗,最根本的原因是乡村医疗服务能力越来越弱。

第四节 案例分析:农村医疗机构功能表现

一、县级综合医院服务功能

县级综合医院的各项条件比较完善。每县基本上都有一个县级综合医院,按医院级别分类可达到二级甲等水平。无论是设备还是卫生技术人员的技术水平都远远高于乡镇卫生院。在硬件设施和软件设施方面,县级综合医院基本上能满足患者的就医要求。

群众对县级综合医院的服务认可度高。农村患者在村卫生室或乡镇卫生院治不好的病,一般都有到县级综合医院治疗的经历。县级综合医院对患者的措施是能留住的尽量留在该院治疗,哪怕是现有技术水平不能保证对某些疾病治疗的,也会想办法从更高级别的医院请来专家为患者会诊或操刀。患者对县级综合医院的医疗技术认可度更高于县级其他的专科医院,但县级综合医院收费要高于县级其他的专科医院。

从宣恩县新农合患者和费用流向统计来看,可发现 2010—2012 年住院患者流向县级医院的比例在增加,从 35.03% 增长到 45.49%;实际费用流向县级医院的比例偏高,在 45% 左右;新农合的补偿费用流向县级医院的比例也在增加,从 44.22% 增长到 47.15%(见表 8-7)。

表 8-7　宣恩县新农合患者和费用流向统计　　　　（单位:%）

项目	年份	乡镇	县级	县级以上
住院病人流向	2012	41.91	45.49	12.60
	2011	53.49	33.71	12.80
	2010	58.73	35.03	6.24
实际费用流向	2012	14.80	45.36	39.85
	2011	22.84	37.80	39.36
	2010	29.46	47.19	23.35
补偿费用流向	2012	20.39	47.15	32.46
	2011	31.48	38.07	30.46
	2010	40.86	44.22	14.92

资料来源:恩施州财局社会保险科。

县级综合医院有竞争。县级综合医院面临的竞争很强,一是比其水平更高的三级医院,二是有价格优势的县级其他专科医院。如果县级医院与高级别医院同城的情况下,县级综合医院的发展所受竞争更强,明显处于更不利的地位。由于县级综合医院的技术水平限制,县级综合医院的工作效率并没有充分发挥。通过县级与地市级综合医院的工作效率比较(见表 8-8),2000 年以前,随着医疗费用的增加,医疗保障不足,患者就医行为比较保守,医院的有关效率指标是下降的。2000—2010 年,医生日均诊疗人次、医师人均年业务收入、病床使用率、平均住院日都呈增长趋势,说明在实施有关医疗保障制度后,患者治疗的积极性在增加。虽然各个指标都在增长,但地市级综合医院与县级综合医院的差距逐渐拉大,基层医院业务量不足。

表8-8　综合医院的工作效率对比

年份	县级综合医院				地市级综合医院			
	医生日均诊疗人次	医师年人均业务收入（万元）	病床使用率（%）	平均住院日（日）	医生日均诊疗人次	医师年人均业务收入（万元）	病床使用率（%）	平均住院日（日）
1990	5.2	3.7	83.0	11.2	5.5	5.2	94.7	17.4
1995	4.1	7.8	63.4	10.1	4.7	14.6	80.2	16.5
2000	3.9	15.2	56.3	8.4	5.0	30.4	74.0	13.1
2005	4.3	23.9	65.3	7.5	5.7	49.7	84.1	11.9
2010	5.6	54.3	89.4	7.6	7.0	95.2	99.3	11.6

资料来源：《2010年中国卫生统计年鉴》。

二、乡镇卫生院服务能力：以恩施州为例

新医改的核心是解决"看病贵、看病难"问题。看病贵和看病难问题对农村居民更甚，农村医疗资源稀缺，患者涌向城市，造成城市医疗资源紧张，结果城乡居民都觉得看病贵和看病难。"强基层，保基本"表明了政府对基层卫生服务机构的重视，乡镇卫生院是农村基层卫生服务机构的中枢，乡镇卫生院的发展对农民健康起重要作用。随着经济水平和生活环境的巨大变化，居民的疾病谱也在转化。根据第五次国家卫生服务调查数据，我国城镇居民慢性病患病率增长较快达24.5%，农村增长得更快，与城市的差距在缩小。慢性疾病已成为影响我国居民健康的最大风险。防病胜于治病的理念得到各级卫生行政部门的高度认同。防病的前线在基层，由此，乡镇卫生院承担了更多的公共卫生服务功能。

服务功能定位有争议。《全国医疗卫生服务体系规划纲要（2015—2020）》明确提出："乡镇卫生院和社区卫生服务中心负责提供基本公共卫生服务，以及常见病、多发病的诊疗、护理、康复等综合服务"，政府对乡镇卫生院功能定位显然偏重于公共卫生服务。有学者认为乡镇卫生院相对于公共卫

生服务功能,基本医疗依然是首要职能(胡晓媛等,2014)。乡镇卫生院医疗服务能力不足,必然造成农民医疗服务利用"趋高"即住院率激增、住院级别趋高、不合理入院增多(李伯阳等,2016)。

(一)乡镇卫生院服务基础

在新医改"强基础、保基本"的要求下,国家对乡镇卫生院的投入增长显著。各乡镇卫生院纷纷抢抓发展机遇,采取了扩规模、上项目、上设备的"外延式"发展模式,以此弥补长期以来乡镇卫生院建设滞后的状况,乡镇卫生院的发展进入新阶段。

房屋和设备增置。2009—2014年,恩施州所辖乡镇卫生院业务用房总面积从20.7万平方米增至27.9万平方米,增加了39.5%;房屋价值从7431万元增加至17643万元,增长了137.4%。专用设备价值从4581万元增加到9880万元,增长了115.7%。万元以上设备数量有所增长,X光机、心电图、B超等影像检查设备及常规、生化检验设备有了更新和添置,但开展基本公共卫生服务所需的医疗设备配置并不完备,如便携式超声诊断仪、血糖仪等一些现代检测设备等。

床位和职工队伍扩充。2009—2014年,恩施州乡镇卫生院编制床位数从4197张增加至5881张,增加了14%。同期,全国乡镇卫生院床位数从93.34万张增加到116.72万张,增加了25%。恩施州乡镇卫生院床位数增长幅度小于全国的平均增长幅度。编制职工人数从4405人增加到5562人,增加了26.3%。同期全国乡镇卫生院人员从113.1万人增加到124.73万人,增长了10.3%。人员增长幅度高于全国的平均增长幅度,其中卫生专业技术人员从3777人增加到4325人,增长了14.5%。

超标与不足兼具。与《乡镇卫生院建设标准》对比(见表8-9),恩施州乡镇卫生院的基础条件有很大改进。2014年,按床位计,全州86个乡镇卫生院总床位5881张,有80个乡镇卫生院的床位数在30张以上,即93%的乡镇卫生院处于高规模标准,平均每个乡镇卫生院的编制床位 63.4 张。每千农村人口拥有的床位数为 2.9 张,超过了贫困地区每千人 0—0.6 张床位的标准;按建筑面积计,70.6 平方米/床,超过了 45—55 米²/床的标准。按人员配置计,职工总人数 5562 人,总床位 5881 张,人员配置为 0.95 人/床,没达到 1 人/床的最低标准。在卫生技术人员中,全科医生和公共卫生类的专业技术人员占比不足 10%,未达到湖北省要求的万名居民 2—3 个合格全科医生,每千人常住人口公共卫生人员 0.83 人的要求。

表 8-9　不同规模的乡镇卫生院有关指标配置标准

项目	规模一	规模二	规模三
床位标准	无床位(含 10 床及以下)	10—29 床	30—99 床
建筑面积标准	300—550 米²/卫生院	50—55 米²/床	45—50 米²/床
人员配置标准	1.0—1.2 人/千人口	1 人/床	1.3—1.5 人/床
区域人口	按区域服务人口,每千人设 0—1.5 张床位。贫困地区按最低标准每千人 0—0.6 张床位设置		

乡镇卫生院建设只适应治病的要求,为患者住院设置了充足的床位且规模偏高。公共卫生服务类的科室配置如预防接种科（含预防接种登记室、儿童体检室、观察室、冷链室等）;妇幼保健室、儿童保健室、老年人保健室、慢性病管理室、精神病康复协管室;疾病控制管理室（含传染病报告与处置）、卫生应急管理室、健康咨询管理室（健康教育、运动干预等服务）、健康体检室（提供健康自测等慢病体检）、健康教育室、健康档案信息资料室、乡村卫生一体化管理办公室等不齐备。

（二）乡镇卫生院服务供给

乡镇卫生院服务供给受农村疾病谱约束。第五次国家卫生服务调查数据显示,农村常见住院疾病排序为循环系统、呼吸系统、消化系统、妊娠分娩及产褥期疾病、损伤中毒、肌肉骨骼和结缔组织疾病;两周就诊常见疾病是感冒、高血压、急慢性胃肠炎、糖尿病、椎间盘疾病;慢性病患病率较高的分别是高血压、糖尿病、椎间盘疾病、胃肠炎、脑血管病、类风湿性关节炎、慢性阻塞性肺疾病。乡镇卫生院应围绕农村上述的疾病谱实施其服务功能。

医疗服务不能应对农村多发病。利用恩施州所属各县市合管办提供的住院病人数据(2014年),从中随机选取了四个乡镇,再从其中住院患者名单中采取系统抽样的方法选取了患者4715人次。将患者的住院机构划分为县级及以上医院和乡镇卫生院进行比较分析,发现在乡镇卫生院住院的占34.3%,在县级及以上医院住院的占65.7%。相比房莉杰(2016)的医院提供了75.2%的住院服务,基层医疗机构只提供了20%的研究结论,恩施州这个贫困地区的乡镇卫生院提供的住院服务比例高,但显著低于县级及以上医院。

按年龄分层统计,其中21—35岁的患者在乡镇卫生院住院的只占17.7%,在县级及以上医院住院的占82.3%,是所有年龄段中在乡镇卫生院住院比例最低的。随着年龄的增长,在乡镇卫生院就医的比例逐渐增大。65岁及以上的患者在乡镇卫生院住院的比例占54.8%,在县级及以上医院住院的占45.2%,是所有年龄段中在乡镇卫生院住院比例最高的。通过方差分析,$F=7.43$,$P=0.015$,年龄显然与住院机构的选择有关,乡镇卫生院主要为年龄大的患者提供住院服务。

住院疾病排序比较。将第五次国家卫生服务调查的全国农村患者住院疾病、样本地区农村患者住院疾病、样本地区患者在乡镇卫生院住院疾病进行比较(见表8-10)。样本地区农村患者住院疾病系统排序与第五次国家卫生服务调查的结果一样,但样本地区患者在乡镇卫生院住院疾病系统排序有差异。本应排第一的循环系统疾病在卫生院治疗的排位靠后了,未进入前五名,而泌尿系统疾病排位进入了前五名,究其原因是:循环系统疾病相对复杂,乡镇卫生院治疗能力不足,患者只得寻求高级别医院住院。

表 8-10　农村患者住院治疗的疾病排序比较

排序	全国农村患者住院疾病	样本地区农村患者住院疾病	样本地区患者在乡镇卫生院住院疾病
1	循环系统疾病(18.9‰)	循环系统疾病(21.4‰)	呼吸系统疾病(35.2‰)
2	呼吸系统疾病(15.1‰)	呼吸系统疾病(17.1‰)	消化系统疾病(16.2‰)
3	消化系统疾病(10.5‰)	消化系统疾病(13.2‰)	肌肉骨骼疾病(15.4‰)
4	妊娠分娩产褥疾病(10.0‰)	妊娠分娩产褥疾病(11.2‰)	泌尿系统疾病(11.7‰)
5	损伤中毒疾病(7.9‰)	损伤中毒疾病(9.8‰)	损伤和中毒疾病(8.2‰)

乡镇卫生院治疗的疾病按病种分,以咽炎、气管炎、胃肠炎、关节炎、腰椎间盘突出、女性妇科疾病等慢性病为主。高血压、糖尿病,脑血管疾病虽然是慢性病中患病率较高的疾病,但患者未选择在乡镇卫生院住院治疗。农村常见住院疾病排序前五位的,在乡镇卫生院治疗的排序发生了变化,受技术水平限制,有些疾病在乡镇卫生院不能治。所以乡镇卫生院还不能满足农村常见病、多发病的诊疗、护理、康复需求。

公共卫生服务任务重。乡镇卫生院开展的公共卫生服务项目有建立健康档案,健康教育,预防接种,儿童健康管理,孕产妇健康管理,老年人保健,慢性病健康管理,严重性精神障碍患者健康管理,传染病、突发公共卫生事件上报等。乡镇卫生院是实施基本公共卫生服务项目的责任主体,2009—2014 年,恩施州全州乡镇卫生院从事防保工作人数从 370 人增至 544 人,增长 47%,平均每个乡镇卫生院的防保人员约 7 人。按服务的内容和区域测算,防保人员的数量远远不够。

公共卫生服务达标不理想。对公共卫生服务情况的考核主要以数量即建档量、访视次数、体检次数等为主要考核手段,但对服务质量的考核方式不足。上述的公共卫生服务项目,达标情况不理想(见表 8-11)。一是农民居住地分散,防保人员的访视成本加大,国家补助少于支出,影响防保人员工作积极性。

二是提供的服务质量有限,体检设备、防保人员的技术水平等不能满足农户的卫生需求。

表 8-11　恩施州农村公共卫生服务项目实施情况

服务项目	具体要求	完成情况	达标要求
健康档案	为全体居民建立健康档案	68%的院达标	建档率达100%,健康档案规范建档率达到85%以上
健康教育	宣传栏每月更新1次,健康教育讲座不少于12次,发放健康教育材料12种	62%的院达标	完成90%以上
预防接种	居住满3个月的0—6岁儿童接种	85%的院达标	接种率达95%以上
儿童健康管理	新生儿健康管理至少2次,婴幼儿健康管理1岁以内至少4次,第2年和第3年每年至少2次。新生儿出生28天随访率95%以上,0—3岁婴幼儿健康管理不得少于8次,4—6岁儿童不少于3次	47%的院达标	儿童系统管理率达到85%以上
孕产妇健康管理	开展至少5次孕期保健服务和2次产后访视	63%的院达标	孕妇健康管理率、产后访视率均达到95%
老年人保健	每年为65岁及以上老年人进行一次体格检查和健康指导,包括健康危险因素调查、一般体格检查。进行相应健康指导	55%的院达标	老年人健康管理率达到70%以上,65岁及以上老年人健康体检率达到100%
慢性病健康管理	随访高血压患者至少进行4次。2型糖尿病患者,每年提供4次免费空腹血糖检测	38%的院达标	高血压、2型糖尿病患者的规范化管理率≥90%
严重性精神障碍患者健康管理	管理居家的严重性精神障碍患者,每年随访不少于4次,每次随访对患者进行危险性评估	85%的院达标	严重性精神障碍患者建档率达100%,规范管理率达到75%
传染病、突发公共卫生事件上报	及时发现、登记并报告辖区内发现的传染病病例和疑似病例	100%的院达标	报告率达100%

职工服务量及收入增长。每个职工平均门诊人次逐年增加,2009年的从

625.56人次增加至2014年的858.94人次,增长了37%;每个职工平均住院床日从296.76床日增加至378.58床日,增长了27.6%;每个职工平均业务收入从67567.25元/人增加至87628.51元/人。在职职工人均工资性收入水平逐步提高,从23667.49元/人/年增加至41036.42元/人/年。

资产效益总体下降。2009—2014年,每床位占用固定资产增加了130%;病床使用率降低(从82.74%下降到81.18%),但仍高于2014年的全国水平(60%);病床周转次数增加(从40.78次增加到41.28次),高于2014年全国乡镇卫生院水平(33.2次)。百元固定资产医疗收入下降了(从98.77元下降至78.22元);出院者平均住院天数降低了(从6.99天下降到6.48天),但仍高于全国乡镇卫生院平均水平(从4.8天增加到6.3天);资产负债率有所上升(从41.45%上升到44.32%),但仍处于正常范围;流动比率=流动资产/流动负债,该指标有所下降(从112.95%下降到106.84%)。速动比率=(流动资产−存货)/流动负债,该指标下降且低于100%,处于不良状态。详情见表8-12。

表8-12　恩施州乡镇卫生院资产效益

项目	2009年	2014年
每床位占用固定资产(元/张)	41134.30	94430.16
专业设备(元/张)	10081.59	3523.28
病床使用率(%)	82.74	81.18
病床周转次数(次)	40.78	41.28
出院者平均住院天数(天)	6.99	6.48
百元固定资产医疗收入(元)	98.77	78.22
资产负债率(%)	41.45	44.32
流动比率(%)	112.95	106.84
速动比率(%)	110.58	81.28

收支结构变化明显。医疗收入总额增长了82.3%,其中城镇职工、城镇

居民保险、新农合在医疗总收入的比重分别从 2.2%、3.6%、81.1% 变为 5.7%、1.5%、52.6%。药品收入占医药收入的比例下降。基本药物制度实施后,恩施州每年对基层医疗卫生机构药物收支差额补助达 8000 万元左右。防保服务支大于收,支出缺口较大,但缺口在逐渐减少,从 56% 缩小至 16%。财政补助收入占总支出比例逐年增高。财政补助收入占基层医疗卫生机构总收入的比例从 26.7% 升至 39.8%,表明在卫生服务事业中的政府公共财政主导投入制度基本建立。人员支出占业务支出比例逐年下降;管理费用占业务支出比例逐年上升,且上升的幅度较大,管理费上升的趋势值得关注;百元医疗收入的医疗支出在增长,百元医疗收入消耗卫生材料逐年升高。详情见表 8-13。

表 8-13　恩施州乡镇卫生院收支情况

项目	2009 年	2014 年
医疗收入总额(万元)	27725	50535
城镇职工医疗保险(万元)	615	2889
城镇居民医疗保险(万元)	1003	783
新农合(万元)	22489	26606
防保财政补助(万元)	379	2124
防保支出(万元)	843	2534
药品收入占医药收入比例(%)	54.08	44.12
财政补助收入占总支出比例(%)	26.29	37.87
财政补助收入占基层医疗机构总收入比例(%)	26.7	39.8
在职职工人均财政基本支出补助(元)	8205.96	13067.98
人员支出占业务支出比例(%)	46.52	37.62
管理费用占业务支出比例(%)	9.73	38.37
在职职工人均工资性收入(元)	23667.49	41036.42
百元医疗收入的医疗支出(元)	186.39	218.91
百元医疗收入消耗卫生材料(元)	8.99	17.57

绩效数据说明,乡镇卫生院职工平均工资收入水平有了较大提升,财政只贡献了工资的31.8%,收入的其他部分靠医疗服务获得。随着固定资产投入的增加,资产负债增加,百元医疗收入的医疗支出增加,医疗收入能力减弱。医疗收入总额中,新农合补助资金的比例在减少,表明随着乡镇卫生院治疗的人数比例减少,医疗保障资金外流到了上级医院。公共卫生服务的防保支出高于防保财政补助,虽然政府重视公共卫生服务,但给予的补助资金支持少,依然需要乡镇卫生院从业务收入中进行补贴。政府支持乡镇卫生院开展公共卫生服务在实际政策中未得到体现。

(三)乡镇卫生服务问题总结

乡镇卫生院功能定位与建设不匹配。国家对乡镇卫生院的功能定位是偏向于公共卫生服务的,但乡镇卫生院在建设过程中并不是按照公共卫生服务的功能配套建设。近年来,乡镇卫生院的基础建设很快,房屋建设、床位数量、设备数量及等级都有所提升,五年增长量超过以往规模的1倍,就医环境得到农民的认可。从建设内容看,是微缩版的综合医院。例如,住院楼以满足住院患者的要求而设置,为公共卫生服务的体检室、康复室、健康教育室等设施并不完备。在设备配置方面,便于公共卫生服务体检的便携式体检设备,如血糖仪、超声仪器、对慢性病重点人群的远程监控设备等配置缺乏,且乡镇卫生院有超规模发展趋势,病床数量、建筑面积等趋于《综合医院建设标准》(建标110—2008)中的上限水平。乡镇卫生院的资产负债率、流动比率、速动比率等指标表现不佳,百元固定资产提供的医疗收入呈下降趋势,医疗支出却呈上升趋势,长此以往,乡镇卫生院的负债会进一步增加,不利于可持续发展。

医疗服务能力是乡镇卫生院发展的基础。乡镇卫生院偏重于公共卫生服务,影响乡镇卫生院的发展潜力。新医改后,对乡镇卫生院的医疗服务范围进行了限制。凡涉及有风险的疾病,乡镇卫生院就将患者推向县级及以上医院。带来的后果:一是乡镇卫生院医疗技术水平得不到提升。二是农民涌向上级医疗机构,增加看病成本。本章所考察的4715人次住院患者中,在乡镇卫生院进行手术治疗的不到0.5%,相比医改前,简单手术如阑尾切除、胆囊切除、外伤包扎等开展得越来越少了。治疗同样的疾病,县级及以上医院要比乡镇卫生院增加50%以上的直接费用,还有交通、生活费用等间接费用。目前乡镇卫生院治疗的人数比重在减少,患者外流到城市医院的趋势在加强。2009—2013年,全国县级及以上医院的住院总人数年增长率为13.34%,同期乡镇卫生院的住院总人数年均增长率仅为0.56%(国家卫生与计划生育委员会,2015)。再则,如果没有了医疗服务的收入补充,乡镇卫生院职工难以稳定。乡镇卫生院职工平均工资收入中,财政支出只保障了1/3左右。如果全部靠财政养活公共卫生服务人员,政府的财政压力增大,也难持久。已开展的公共卫生服务,政府的资金支持严重不足,要靠乡镇卫生院的业务收入进行补贴。政府支持乡镇卫生院开展公共卫生服务的实际政策未得到体现。从人员效率、病床使用率等指标看,贫困地区农村患者对乡镇卫生院的医疗服务需求水平高于全国患者对乡镇卫生院的医疗服务需求水平。

公共卫生服务质与量并重。公共卫生服务效果不能以建立了多少健康档案,访视了多少重点对象等量化方式考核。公共卫生服务是促使居民采取健康的生活方式,达到少得病、不得病的目的。考量公共卫生服务效果要和重点疾病的患病率挂钩。可统计每年诊治的公共卫生服务所关注的重点疾病数据,以重点疾病患病率考核服务效果,倒逼卫生人员想办法开展有效的服务措施,降低相应疾病的患病率。

健康体检、居民健康档案、慢性病管理、健康教育等方面社会效益高于经济效益。贫困地区劳动力外出打工,人口流失严重,按服务数量发放的补助收入减少,影响了公共卫生服务的质量。医疗服务能力的不足,又使农民对乡镇卫生院提供的公共卫生服务缺乏信任,得不到农民的认可与配合。如果是名院名医来体检,农民还是很欢迎的,说明医疗服务能力在很大程度上影响着公共卫生服务效果。

三、村卫生室服务能力

（一）村卫生室建设情况

作为三级卫生服务体系的末端，村卫生室承担着保障居民健康的重要作用。凭借深厚的地缘情感、较高的卫生服务可及性及熟悉环境，村卫生室是农村医疗服务市场不可或缺的医疗机构，而改革开放以来，我国的卫生资金集中投入大医院，村卫生室却成为政府财政投入的盲区（夏松青，2012）。侯志远等（2010）根据第四次国家卫生服务调查数据进行分析发现，虽然50%以上的农民门诊服务发生在村卫生室，但村卫生室产生的卫生费用仅占总费用的4.2%。若从政府公共财政角度看，政府对村级卫生补助只约占农村卫生补助的3%，超过70%的村卫生室没有获得过财政补助，仅有20%的村卫生室获得过上级卫生院补助，获得村集体补助的机构仅占4.11%。

长期以来，财政补助缺位使村卫生室陷入资源困境，现阶段卫生服务投资呈现多元化特征，缺乏稳定性和持续性。"乡（镇）村卫生组织一体化管理"降低了乡村医生的经营利润，自筹资金能力下降。若政府缺少经费投入，当筹资主体的盈利空间缩小甚至消失时，必然会造成村卫生室亏损停业。由于长期缺少足够资金支持，大部分地区村卫生室房屋陈旧，基本医疗设备配置严重不足，正常职能难以发挥。西部地区很多村卫生室无集体房屋，乡村医生只能在自家或租房应诊，而且40.5%和13.2%的村卫生室没有消毒锅和血压计。由于缺乏必要的消毒设备，基本的检查和诊断无法进行，医疗器械的消毒和杀菌得不到保障，医源性感染事件频发（李彬和杨洁敏，2009）。由于缺乏财政补助，农村基层卫生机构的业务经营能力有限，全国仅有62.66%的村卫生室的业务收可抵支（卫生部统计信息中心，2010）。

村卫生室房屋建设中，一部分是在国家给予了一定数额补助的基础上村医自建，另一部分是村集体建设，与社区服务中心一并实施，财政给予一定的补助。前一种产权归个人,后一种产权归集体。对有些贫困地区的村卫生室房屋建设情况调查发现,多数村卫生室房屋是乡村医生自己出资修建,至少60%的村卫室所在房屋为自己出资修建,由乡镇卫生院或镇政府出资修建的村卫生室比例较低。村卫生室面积在40平方米及以上的,只有70%达标(雷明和吴小翎,2017)。

国务院发布的《卫生事业发展"十二五"规划》(国发〔2012〕57号)中提出,到2015年,基本实现每个乡镇有一所政府举办的卫生院,每个行政村有村卫生室,提高乡、村卫生机构设备配备水平。"十二五"期间,中央和省财政对乡村卫生室的建设投入了部分资金。2016年,国家发改委印发了《全民健康保障工程建设规划》(发改社会〔2016〕2439号)文件,明确从2017年起,不再安排中央预算内投资支持乡镇卫生院和村卫生室项目建设,相关建设资金由地方政府负责筹集。财政资金重点向县级医院建设倾斜。

乡村医生队伍老龄化现象突出,"新陈代谢"不畅使乡村医生后备力量不足,影响整个队伍的结构,从而导致农民的卫生服务需求难以得到有效满足。从每村乡村医生和卫生员数量来看,1980年每村为2.1人,2003年降为历史最低点1.31人,之后持续上升,2019年达到每村2.35人。乡村医生以中专学历为主,近年来乡村医生的学历层次有所提高。

(二)村民在村卫生室就诊情况

国家卫生服务调查数据显示,在首诊医疗机构的选择上,农村地区有57.3%的就诊者在卫生室或诊所看病,在乡镇卫生院就诊的比例为24.4%,在县级及以上医疗机构就诊的比例为18.2%。村卫生室成为村民经常就诊单位的首要原因在于卫生服务的可及性。农村居民在发病初期,一般选择在离家近的医疗机构如村卫生室或乡镇卫生院进行诊治,如果这一阶段的诊治使病情有所缓解,则治疗将继续下去,哪怕连病因都未明确。乡村医生的医疗水平不足的话可能会造成误诊,加上农民对疾病的严重程度缺乏预判,会导致大病的治疗延误。

在贫困山区,农户到大型医疗机构看病不方便的情况下,在乡村医疗机构治疗的频次会更多。如果村级医疗机构较多,即存在多家私人诊所,患者在一家诊所治疗没有效果的情况下会选择另一家,直到把附近的诊所看遍。患者频繁更换诊所,医生对患者病情的发展轨迹把握不清也是导致误诊的一个因素。2009年后,随着新医改的进行,在实行门诊统筹补助后,没有新农合定点资格的个体诊所渐渐消失,个体诊所明显变少了。随着乡村交通条件越来越好,医疗保障水平越来越高,加之药品目录限制等因素,农民选择乡镇卫生院或县医院看病的比例越来越高。

村民对村卫生室利用变少,还有几个方面原因:一是乡村医生的技术满足不了村民需求。二是实行基本药物制度后,药价高、见效快的药物使用受到限制,如可供选择的儿童药物明显变少。村民认为使用基本药物目录中的药品治疗周期长,村民不满意。三是乡村医生的工资有保障后,增收的途径受到限制,乡村医生服务的主动性减弱。

(三)乡村医生的待遇与服务

财政投入保障了乡村医生基本收入。乡村医生的收入包括:为村民提供一般诊疗服务取得诊疗费收入,提供基本公共卫生服务取得基本公共卫生服务收入,中央、省、县级财政为保障乡村医生合理收入给予的定额补助。其中,一般诊疗收入,与本村的服务人口数有关,按人年均诊疗3次的70%计算。例如,村里有1000人,每人每年看3次病,共计3000次的70%即2100次,每次收费标准为5元,其中新农合基金补助4元,参合农民个人负担1元;基本公共卫生服务收入,本村服务人口数和乡村医生的服务能力、职责安排与其功能定位相适应的基本公共卫生服务项目任务,原则上应达到总量的40%左右,年终根据考核结果进行结算。以宣恩县为例,公共服务内容为农村65岁及以上的老年高血压病人、糖尿病人、新生儿的家访,2012年,对每个家访对象家访达 3 次的给予 25 元的补助。县级政府为保障乡村医生合理收入,采取专项补助的方式核定乡村医生人数给予定额补助,补助水平不低于当地村干部,宣恩县的补助额为 800 元/月。再一项是中央和地方对村卫生室实施基本药物制度的专项补助。把几项收入分摊到每月,则乡村医生每个月的收入在 2000元左右。每个村的乡村医生数量配备按农业人口的 1.15‰配置。2000 元/月的收入在低消费水平的农村不算低,有的乡村医生还兼职做其他事情,乡村医生算得上是较稳定的工作了。

基本公共卫生服务与基本医疗服务所取得的收入有较大差距。基本公共卫生服务收入越来越成为乡村医生最主要的收入来源,基本医疗服务收入所占的比重将越来越低,基本医疗服务的时间也将会趋于减少。医疗服务收入占比过低将直接影响到乡村医生提供医疗服务的积极性,而且会影响到乡村医生提高行医水平的积极性,这有可能成为影响新农合资金购买医疗服务质与量的隐忧(周金玲等,2012)。

2010 年 3 月,国家卫生部办公厅印发了《卫生部办公厅关于推进乡村卫生服务一体化管理的意见》,提出积极推进乡村一体化管理。笔者在调查中发现样本地区尚未真正实现乡村一体化管理。66.7%的乡村医生认为村卫生室应该实行乡村卫生服务一体化管理,这样有利于村卫生室的规范运行,也有利于乡村医生业务水平的提高。乡村医生认为一体化管理后,村卫生室的经济收入来源会得到一定的保障。也有 1/3 以上的乡村医生对实行一体化持反对或怀疑的态度,主要担心一体化管理后,村卫生室的诊疗收入受到影响,同时一体化管理要求乡村医生采取社区卫生服务机构医务人员的工作模式,必须每天坚守岗位,工作时间严格,这样影响其家中农业劳动收入。

(四)村卫生室服务效率:以某村卫生室为例

以宣恩县 GX 村卫生室为例。2012 年,GX 村共有农村户籍人口 1800 多人,距离乡镇约 15 千米。按每千人口配卫生人员 1 人计,该村应配备乡村医生 2 人,但财政拨款只多拨 1 人的每月 800 元工资,其他拨款是与村民的数量挂钩固定拨付的,待遇低,实际上只有 1 人。

表 8-14 是全县统一的门诊记录卡,该卡上记录了 GX 村连续 4 天的就诊记录情况,为了保护患者个人信息隐去了部分真实的记录。该表反映出如下信息:从治疗病人数量上分析,村卫生室治疗了 18 例病人,看病的效率并不高。从年龄分布分析,病人 50 岁及以上的有 12 例,占病人总数的 67%,这个年龄段的人一般多是常年的慢性病,对医生的治疗要求不高,只求能缓解暂时的病痛。从病情分析,病情分布简单,多是消化系统、呼吸系统、运动系统等常见病。从费用分析,每次门诊治疗费用 30 元左右,除去补助费用后,农民出资 20 元左右,治疗费用不高。

表 8-14　宣恩县门诊补偿登记表(GX 村卫生室 2012. 3. 19—3. 22 的门诊记录)

序号	性别	年龄(岁)	就诊时间	初步诊断	总费用(元)	门诊统筹补偿额(元)
1	女	62	3 月 19 日	上呼吸道感染	34.3	13.7
2	女	58	3 月 19 日	慢性胃炎	39.0	15.0
3	女	28	3 月 19 日	盆腔炎	24.9	9.9
4	女	41	3 月 19 日	支气管炎	35.6	14.2
5	男	60	3 月 20 日	颈椎病	29.9	12.0
6	男	68	3 月 20 日	慢性胃炎	34.4	13.8
7	男	22	3 月 20 日	扭伤	29.7	11.9
8	女	27	3 月 20 日	盆腔炎	34.4	13.8
9	男	22	3 月 20 日	泌尿系感染	26.1	10.4
10	男	74	3 月 21 日	关节炎	29.7	11.9
11	女	16	3 月 21 日	上呼吸道感染	25.1	10.0
12	男	78	3 月 21 日	支气管炎	33.2	13.3
13	男	96	3 月 21 日	关节炎	34.5	13.8
14	男	54	3 月 21 日	外伤	34.5	13.8
15	男	73	3 月 22 日	关节炎	34.5	13.8
16	男	58	3 月 22 日	慢性胃炎	35.3	14.1

续表

序号	性别	年龄（岁）	就诊时间	初步诊断	总费用（元）	门诊统筹补偿额（元）
17	男	53	3月22日	颈椎病	29.9	12.0
18	女	58	3月22日	上呼吸道感染	29.7	11.9

对多个村卫生室的调查发现，上述治疗情况具有一定的普遍性，在距离乡镇卫生院比较近的村，村卫生室治疗的病例更少。通过与村卫生室医生的访谈得知村卫生室服务的对象都是本村的村民，家庭经济条件差的患者在村卫生室看病的较多，能处理的疾病以慢性病居多。每月的诊疗人次在 150 人左右。

（五）村卫生室服务问题总结

乡村医生的技术水平提高有限。乡村医生很少有去大医院实习的机会，有的从医学院校毕业后进入乡镇卫生院有过短期工作的经历，然后被充实到村卫生室；有些乡村医生是由以前的赤脚医生转变来的，在新医改中得以保留岗位。有些乡村医生是通过地方卫生行政部门开展的培训而获得相应的从业证书后从业，但这种培训往往对业务知识的提升并没有多大的帮助。乡村医生希望能多给予一些业务培训机会，使自己的医术有进一步的提高。

村卫生室有所改善但利用不足。在医改前，村卫生室的硬件条件较差，一是医疗设备老化，比较先进的诊疗设施几乎为零，甚至连好一点的药品柜都没有，药品存放不安全；二是房屋老化，有的村卫生室使用的房子还是 60 年前的老房子甚至是危房。通往卫生室的路、网络设施等都有待完善。"十二五"期间，为了改善村卫生室硬件设施，通过各级财政资助一点、乡镇卫生院资助一点，乡村医生自筹一点来筹集建设资金，实施标准化卫生室建设工程。有的村将村卫生室建设同步纳入新农村、党员群众服务中心、村级活动场所建设之中，统筹规划、统一推进，捆绑使用国家项目资金、扶贫资金。按照统一标准，统一设计，建成了一批具备诊断室、治疗室、观察室等的乡村卫生室。但从实际运行情况看，由于村医是农民身份，有的从事着半医半农的工作，加之新医改后，特别是基本药物零差率制度实施后，政府补助减少，村医工作积极性下降。新建的村卫生室利用效没有提高。

第九章 政府扶持医药企业
减轻农户用药负担

药品的消费对患者的疾病保障起着重要的作用,治疗疾病随着药品使用,有些患者终生与药品相伴。药品是保障居民健康的必备品,也是医疗消费支出的重要组成部分,特别是一些针对重大疾病的创新药,价格高昂,给患者家庭带来沉重经济负担,部分患者因此放弃用药。用药经济负担过重有的是由于医生的过度用药,有的是流通环节导致价格虚设,有的则是研发、生产环节的巨大成本导致。本章主要探索医药的生产及流通情况,政府的作用如何体现。

第一节 医院药品消费状况

一、药品曾是医院的主要利润来源

医改以前,医院的收入包括业务收入、财政补助收入及其他收入。我国医院以公立医院为主,且公立医院是药品终端销售的主体,其药品销售占整个药品市场的80%左右,药品收入是医院收入的主要来源。通过卫生统计数据(见表9-1),对公立医院总利润和药品总利润比较,2010—2018年,在未完全取消医院药品加成之前,我国公立医院药品利润大于总利润,即通过药品的利润来弥补医院的其他亏损项目。2012 年,国务院办公厅发布的《深化医药卫生体制改革 2012 年主要工作安排》(国办发〔2012〕20 号)文件中明确要取消公立医院的药品加成。所以从 2013 年起,医院的药品利润在下降,直到 2017年药品加成全部取消,药品利润才低于总利润,但药品利润仍存在,如 2018年,药品利润占总利润的 30%。医院的医疗收入小于医疗业务成本。与其他国家相比,我国医疗技术劳务价格水平偏低,发达国家如英国专科医生收入是人均生产总值的 4.3 倍,匈牙利最低为 1.5 倍,而我国医生收入是社会平均工资的 1.12 倍(张丹,2011)。政府补偿不足,体现医生技术劳务价值的价格水平又较低,使医生、医院通过增加药品费用、检查费用来创收。随着药品加成的取消,增加医事服务费,体现了医务人员的技术价值,减少了大处方、贵处方用药的发生。

表 9-1　2010—2018 年公立医院医药收支情况

年份	平均每所医院		总利润 (万元)	其中:药品		药品利润 (万元)	药品利润与总利润比
	总收入 (万元)	总支出 (万元)		总收入 (万元)	总支出 (万元)		
2010	7179.3	6872.0	307.3	3000.7	2488.1	512.6	1.7
2011	8832.1	8521.1	311.0	3577.6	2999.0	578.6	1.9
2012	10950.0	10438.5	511.5	4388.8	3715.1	673.7	1.3
2013	12666.8	12085.4	581.4	4920.9	4241.5	679.4	1.2
2014	14610.2	13939.8	670.4	5548.7	4861.0	687.7	1.0
2015	16498.5	15996.5	502.0	5970.4	5322.0	648.3	1.3
2016	18915.7	18386.1	529.6	6478.8	5916.2	562.6	1.1
2017	21452.8	20968.1	484.7	6679.7	6360.1	319.6	0.7
2018	24182.9	23546.7	636.2	6935.1	6722.6	212.5	0.3

注:数据来源于《中国卫生和计划生育统计年鉴(2015)》和《中国卫生和计划生育统计年鉴(2019)》。

二、医药费用上涨趋势未变

医药费用一直呈上涨趋势,原因很多,既包括合理的因素也有不合理的因素。合理的因素是指人口的老龄化、慢性病增多、创新药物的研发等,当然也有一定的物价上涨因素。不合理的因素有药品虚高定价、药品过度利用和医疗保险推动,这些因素促使医药费用的增长(刘国恩和唐艳,2007)。张仁伟(1999)通过对制药厂、药品批发企业、批发公司、医院等相关单位的调查发现,20世纪90年代我国药品费用的增长速度在10%以上,高于GDP的增长速度。药品费用在医疗费用增长中起主要作用(张仁伟等,2002)。2002年以来我国药费占医疗费用的比重下降幅度非常小,门诊病人药费占比在50.0%左右,2011年以后,门诊药费占比低于50%(见表9-2)。直到2018年仍占39.6%,而其他国家药费占比只在10%—20%的水平。我国综合医院门诊、住院病人人均医药费用逐年增长,但药品费用占医药费用的比例(药占比)呈下降趋势。药占比逐年下降,每年下降的幅度不大。患者得到的实惠有限,看病贵问题仍然存在。

患者药品费用支出的增加,是有益于医院局部利益的。医生对药品的特性、药品利润等具有信息优势。在国务院发布了《关于完善公立医院药品集中采购工作的指导意见》(国办发〔2015〕7号)文件后,医院自行招标的乱象有所好转。

表9-2 2009—2018年综合医院医药费用情况

医药费项目	2009年	2010年	2011年	2012年	2013年	2014年	2015年	2016年	2017年	2018年
门诊病人次均医药费(元)	159.5	173.8	186.1	198.4	211.5	224.9	237.5	247.8	257.4	271.4
其中:药费(元)	81.2	88.1	92.4	97.7	101.3	105.6	109.3	109.8	106.7	107.5

续表

医药费项目	2009 年	2010 年	2011 年	2012 年	2013 年	2014 年	2015 年	2016 年	2017 年	2018 年
药费占比（%）	50.9	50.7	49.6	49.2	47.9	47.0	46.0	44.3	41.5	39.6
住院病人人均医药费（元）	5951.8	6525.6	7027.7	7403.5	7968.3	8397.3	8953.3	9339.1	9735.4	10124.6
其中:药费（元）	2619.8	2834.4	2939.7	3033.1	3124.7	3196.5	3266.6	3195.6	2986.1	2793.7
药费占比（%）	44.0	43.4	41.8	41.0	39.2	38.1	36.5	34.2	30.7	27.6

注:数据来源于 EPSDATA 平台的中国卫生数据库。

新医改打破了"以药补医"的惯例。药占比是检验"以药补医"程度的重要指标。取消"以药补医"后,政府应该增加医院的财政补助,或者提高医院其他的收费项目。2012 年 5 月公布的《全国医疗服务价格项目规范(2012 年版)》,标志着新一轮医疗服务价格改革的正式启动。该规范对控制药品费用快速增长、降低药占比的效果明显。例如,与 2011 年相比 2012 年综合医院门诊药占比降低了 0.4%,住院药占比降低了 0.8%,药品费用增长速度减慢(陈沛军等,2016)。

药品降价政策实施后,医院的用药、药品企业的供应也有调整。为保证药品收入,医院方面没有改变用药习惯的动机;药品企业在药品价格下降后,可能会减少低价药品的生产,使低价药品供应不足。所以药品价格不是唯一决定药品费用多少的因素,药品降价对药品费用的影响有限。为控制药品费用增长,除了药品价格,还应考虑用药数量和用药结构。药品费用由药品价格与用量共同决定,单靠降低药品价格,如果用药数量增加了,总费用不一定会下降,有时甚至会上升。

当然,患者的用药行为也影响医药费用。患者普遍存在恢复身体健康的迫切心理,多数患者认为,药品使用量越多,越能快速获得明显疗效。因此普遍能接受医院药用得多点,费用高点,这也是患者药品费用支出比率增加的主要因素之一。

第二节　患者的用药选择

一、药品价格与疗效影响

药品的价格对不同人群有不同的影响。家庭经济条件较好的患者,医疗费用不超过家庭经济可承受力的情况下,选用药品一般不以价格为首要考虑因素,而对药品的疗效更重视。经济条件较差的患者,则对药品的价格很敏感,价格高的药品,患者减量使用或不用,寻找其他低成本的治疗偏方。针对慢性病患者,无论是经济条件好的还是差的,价格如果能够承受的情况下,疗效是他们对药品的第一选择。慢性病的特点就是长期用药,价格高将带来沉重的经济负担,且高价药也无助于慢性病的根治,只得退而求其次,选择价格低且效果相对差的药品以减轻经济压力,保持治疗的可持续性。农村患者相对城市患者而言,对价格的敏感度更高。年老患者对药品价格的敏感度也高,因为老年人失去了收入能力,同时可能身患多种疾病,价格高的药品使他们更难以承受。很多患者对药品知识掌握不够,认为药品价格是衡量药品质量好坏的标准,这使有些患者在决定同类型药品的使用上,以价格作为药品选择的尺度,如国产 40 毫克奥美拉唑针 32.78 元/支、进口 40 毫克奥美拉唑针 143 元/支,两种药品的药效其实差别不大,但有些患者宁愿选择后者。

二、自我购药消费增多

自我购药是除医院用药之外的主要消费方式。消费者选择药品的依据有医生建议、个人经验、广告宣传。自我购药主要是门诊患者,多数是常见病患者。一般有下列人群:一是老年患者。老年患者对自己的身体健康状况基本了解，或在应对疾病中形成了个人经验，他们可能更倾向于在药店买药。此外，老年患者更轻信广告、偏方药，越是有特别疗效的宣传，越容易激起他们的购买意愿。二是慢性病患者。慢性病患者对药物有长期依赖性，不用上医院也知道用什么药，在哪儿买，所以自购为主。三是经济条件差的患者。经济条件差者，更愿意按其他患者治疗有效的经验购药，可以省去选择成本。四是药店的普及。无论城乡，药品店有如百货店到处铺点，给患者自我购药带来了极大便利。

三、城乡医药消费差异

由于城乡二元经济的长期存在，城乡居民在消费习惯上也有较大差异。城市消费者喜欢消费价格较高的品牌药品、特效药品。农村消费者易于接受价格较低的普药；从药品的属性比较，城市消费者愿意消费进口药品，农村消费者喜欢消费中成药、中药材；从用药的合理性比较，城市消费者存在过度消费，农村消费者存在用药不足问题；农村居民对药品知识了解很少，对药品的选择，受医生、零售店员或广告影响很大，对于治疗急性疾病的药物，他们对单包装的价格较为敏感，而对于慢性疾病的治疗，他们更关心疗程价格。城市消费者受教育程度高，接受信息多，对品牌认知度高但忠诚度不高，尝试性购买行为频繁，特别是购买一些慢性疾病的治疗用药，城市消费者更趋向于尝试不同的新药，同时对于医生和药店营业人员的信任度相对较低。

第三节　中国医药品的生产及价格

我国的药品价格确实存在虚高的问题，患者普遍觉得药品价格偏贵，药品价格虚高主要有以下情况：一是生产环节的成本较高。二是药品定价高，即零售价格远高于按照正常生产成本和流通费用加合理利润率计算出的价格。三是药品市场信息的非透明性。药品价格虚高加重了国家、社会和个人不必要的负担。我国药品费用在医疗费用中占比较高,这在其他发展中国家也不多见,与发达国家相比问题更为严重。

一、医药品研发与生产

(一)医药品研发投入大

成本大。每一个创新药物背后,是科研人员数十年的心血,从药物结构分析、筛选,前期实验室研究,到动物实验成功,再到成功通过药物临床试验1—3期,才能最终上市。药品企业投入的人力、物力和时间成本可达数十亿至百亿美元,每一个能够成功上市的药物不仅背负着自身的成本,也分摊在各阶段失败了的其他药物的成本,因此不能仅以某种药的生产成本来看待它的定价是否合理。如此巨大的投入只有雄厚资金的大公司才有可能。如表9-3所示,处于全球前13的跨国大型医药公司在2018年、2019年的研发费用,最少的诺和诺德公司一年投入20多亿美元,最多的罗氏公司一年投入134.5亿元。这些跨国公司分布在欧美发达国家,发展中国家医药公司的研发投入难于企及。以中国为例,最大的医药企业北京同仁堂科技发展股份有限公司2019年全年业绩公告数据显示,该企业2019年的年度利润为74.1亿元人民币,不及上述13家跨国企业投入的研发经费。我国大多数制药企业的研发投入还不足销售收入的5%,即研发费率低于5%。

表9-3　跨国大型医药公司研发投入情况

序号	公司	研发费用(亿美元)			研发费用率(%)		
		2018 年	2019 年	同比变化(%)	2018 年	2019 年	同比变化
1	罗氏(Roche)	115.82	134.50	16.13	19.37	20.80	1.43
2	强生(Johnson & Johnson)	107.75	113.20	5.06	13.20	13.80	0.60
3	默沙东(MSD)	97.52	98.72	1.23	23.10	20.00	-3.10

续表

序号	公司	研发费用(亿美元)			研发费用率(%)		
		2018 年	2019 年	同比变化(%)	2018 年	2019 年	同比变化
4	诺华(Novartis)	90.74	94.02	3.61	17.50	19.80	2.30
5	辉瑞(Novartis)	80.06	68.50	−14.44	14.90	17.00	2.10
6	赛诺菲(Sanofi)	65.52	66.95	2.17	17.10	16.70	−0.40
7	艾伯维(AbbVie)	103.29	64.07	−37.97	31.60	19.00	−12.60
8	阿斯利康(Astrazeneca)	59.32	60.59	2.14	26.90	25.70	−1.20
9	百时美施贵宝(Bristol Myers Squibb)	63.45	58.91	−7.16	28.10	23.00	−5.10
10	葛兰素史克(GlaxoSmithKline)	48.02	56.35	17.34	12.60	13.40	0.80
11	礼来(Eli Lilly)	53.07	55.95	5.43	21.60	25.10	3.50
12	拜耳(Bayer)	58.32	53.42	−8.40	13.25	12.00	−1.25
13	诺和诺德(Novo Nordisk)	22.03	21.16	−3.95	13.20	11.70	−1.50
14	合计	964.91	946.33	−1.93			

注:数据来源于大众医药网,http://www.51qe.cn/yiyaonews/2020-03-18/62215.html。

　　风险高。开发药物是一项风险极大的投资,由于人体的特殊性,研发过程充满了不确定性。花费巨资研发的药物好不容易通过了早期临床实验,却倒在最后一关的例子比比皆是。仅以艾滋病疫苗为例,几十年来,很多大型药品生产企业投入了多如金山银山的成本,目前为止依然无一例成功。而这些失败药物的研发成本,最终必然要通过成功的药物补偿回来。表9-4显示了1997—2011年全球顶尖药企获批准新药数量,每个公司初期投入研发的品种数量肯定大于最后批准的数量,因为有些药品研发没成功,批准的新药要分担总研发费用成本,成功的数量越少分摊的成本越大。

表9-4 1997—2011年全球顶尖药企研发费用及新药数量

序号	公司	总研发费用（亿美元）	批准新药数量（个）	平均每个新药花费（亿美元）
1	阿斯利康	590	5	118
2	葛兰素史克	817	10	82
3	赛诺菲	633	8	79
4	罗氏	858	11	78
5	辉瑞	1082	14	77
6	强生	883	15	59
7	礼来	503	11	46
8	雅培	360	8	45
9	默克	674	16	42
10	百时美施贵宝	457	11	42
11	诺华	836	21	40
12	安进	332	9	37

注：数据来源于知乎，参见 https://www.zhihu.com/question/21069880。

　　例如，格列卫（Gleevec）是由瑞士诺华公司研制出的、人类第一个用于抗癌的分子靶向药，在它问世之前，慢性粒细胞白血病（以下简称慢粒）被视作绝症，而在格列卫诞生之后，慢粒患者的5年生存率提高到了85%以上，且生存质量几乎和正常人无异。瑞士诺华公司对格列卫的研制始于1988年，耗时13年，最终于2001年5月在美国率先上市。巨额的研发成本及制药公司作为商业公司的盈利诉求构成了药价高企的重要原因。从发现靶点到2001年获批上市，格列卫的面世整整耗费了50年，药品生产企业诺华投资超过50亿美元。

　　新药的产生理应得到专利的保护，药品专利的保护期限一般是6年，但有些国家对此保护意识不足，这其实是对开发企业的侵害。如果无法保护研发新药企业有足够的利润空间，那将无新药问世，长远来看，是人类的损失，所以必须保护知识产权。

(二)中国医药品企业难题多

我国医药工业发展原始创新能力不强。由于我国药物原创的软硬件基础设施不牢,新药研究与发展(Research & Development,R&D)经费投入严重不足。我国医药行业创新主要是仿创,重点引进国外专利过期药品,引进先进技术并消化吸收,我国化学药品批号 95% 以上都给了仿制药,大大促进了医药产业的技术升级和结构优化发展。仿制药不是"假药",做仿制药和开发新药一样,都需要规范的研发、生产、审评。光把药品的"物质"照样造出来还不够,还需要保证"一致性"即药理上一样,对人体的作用也一样。我国生产新药难,生产仿制药也难。难在药品企业能力的不足。制药非一日之功,化工原料要经过一系列复杂的处理,这个过程中形成医药中间体。最终得到的有效成分,称为原料药,也就是药品中的有效成分。有了有效成分,还要把它提纯,加入药品辅料,做成真正的胶囊、药片、注射剂。这是需要整个产业链才能完成的事。做一种仿制药,除了把"正版"研究透,还要寻找合适的中间体、原料药,以及药品辅料。我国原料药和制剂药企业中,能达到 GMP 质量体系要求的不多。

行业集中度低,产品同质化和重复建设突出。2010 年,我国药品生产企业达到 5000 多家,销售不足 5000 万元的占 70% 以上,而销售超过 20 亿元的大企业不足 60 家,仅占 1.2%。制药工业的集中度很低。前百强企业的市场集中度大概只有 50%,远低于全球范围内的 80% 左右。其中,很多企业连《药品生产质量管理规范》(Good Manufacturing Practices,GMP)和环保排污的要求都达不到。制药企业呈现"多、小、散"的局面(国家发改委经济研究所课题组,2014)。

国际竞争力弱,出口产品附加值低。在医药附加值比较高的制剂药产业,我国主要是进口,成药的出口很少,参与国际分工的能力有限。我国原料药进口价格明显高于出口价格,在全球产业链中获得的附加值率只有 20% 左右,低于我国所有行业对外贸易 30%左右的附加值率水平。国内医药行业在全球价值链上处于低端,国际分工中处于不利的地位(曾铮,2014)。我国生产和出口量最大的原料药是低端老四样:维生素、食品添加剂、甜味剂、抗生素。这些"大路货"占据产能,同时原料药生产利润低下、高端品种依赖进口形成恶性循环。

药品评审检验能力不足。由于审评制度和标准上的缺失,长期以来,国产仿制药效果不佳,还面临着棘手的"生物等效性"检验。我国的医药审批难度较大,2015 年,我国负责药品审评的技术人员缺乏,需要面对众多新药、仿制药、医疗器械和进口药物的临床和上市申请及补充申请和备案。一个仿制药在我国走通整个正规流程,至少需要 500 万—1000 万元。由于做药难,我国的仿制药价整体上并不便宜。

二、中国医药价格形成

药品零售价格中必须包括研发成本、生产成本、销售费用、药品生产企业利润、批发商按比例加价。医改前,管理非规范时期,还要加上医生及其他人员的回扣、医疗机构回扣、医疗机构的进销加价。2012 年取消药品加成文件的出台,以及政府加大了打击医生拿药品回扣问题的力度,这类费用已得到消减。

在美国、德国、法国、日本等发达国家,药品生产环节获得的价值占比为70%—80%,包括批发、零售在内的流通环节占比则在 20%—30%,其中药品批发收入占比都低于 10%,甚至多数不超过 5%。而在我国,医院和药店两个零售终端,其价值构成有很大区别。在医院为终端的药品流通链条中,每 100元药品价格构成中,生产环节占 20%,包括批发、零售在内的流通环节则占80%。其中,除了正常的批发流通成本外,较大比重的成本则是一种制度性成本,表现为招标费用、医生返利等(马强,2006)。

我国药品从出厂到消费的利润分配如下:药品生产企业占 33%,医院占

34%,医药代表占13%,临床医生占20%。药品生产消费流程见图9-1。张仁伟等(2002)研究发现,药品价格指数高于居民消费价格指数(Consumer Price Index,CPI),越是价格高的药品价格变动越大。我国药品生产的完全成本占其零售价格的54%左右,药品的销售费用率为12%,销售利润率为11%,厂价、零售价差率为41%,实际销售价格是零售价格的70%。药品批发企业对下一级批发的毛利润是6%左右,而对医院是14.5%,但存在对医院批发价格反而较低的现象。2000年批发企业进价和销价差率约为23%,医院进价和零售价格差率约为23%。

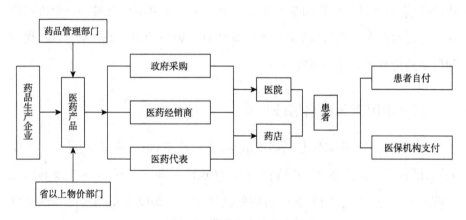

图9-1 药品生产消费流程

1999年起国家实施了药品最高零售价格限制政策。药品中标价越低,医疗机构获得的差价就越大,在该政策影响下,集中招标采购的药品实际采购价逐年下降。实行顺价加价15%的管制政策后,医疗机构的药品采购价越低,绝对加价额度就越少,使公立医院倾向于选择高价药。制药厂纷纷采取变低价为高价投标的策略,这就是药品中标价格虚高的根源。药品加成管制政策间接导致药品招标制度失灵。药品的流通环节过多(见图9-1),"医药加成"制度促使了医院开大处方。

医疗机构在以药养医、补偿机制不到位的情况下,为了追求药品利润,倾向于把高价新药品推向临床,使药效相似、价格低廉的常用药所占比例下降。同时,医院严格控制处方外流,使持方外购人数大大减少。处方流不出医院,患者也就只能选择在医院药房购药,进而形成了药品专供、医药难以分开的状况。

2017年2月9日,国务院办公厅印发的《国务院办公厅关于进一步改革完善药品生产流通使用政策的若干意见》提出,推行药品购销"两票制"①。以"两票"替代以往常见的七票、八票,减少流通环节的层层加价,并且每个品种的一级经销商都不得超过两个。实行"两票制",能有效减少药品从药厂到医院的流通环节,不仅提高了效率、保证了用药安全,更利于政府对药品的监管工作,还能防止一些不法的经销商利用一些假药、次药进行低价竞争,打击非正规药厂。"两票制"的最大受益者是患者,中间的环节减少了,药价自然也就下来了。

三、政府管控医药品价格

政府对医药品价格管控可分为三个阶段,一是1984年以前(计划经济时期),这一时期政府严控价格,药品价格处于持续稳定的低水平状态。二是1984—1996年,这一时期市场放开,生产企业迅速增多,导致了药品市场秩序混乱,价格虚高。1997年至今,药品价格实行政府定价与政府指导价管理,药品价格逐步规范。

我国在计划经济时期,药品一直是国家统一审批和定价。国家对医药品的审批控制十分严格,从产品报批、药厂生产、销售方式到价格审定,所有环节都由政府主管部门严格管理。规定出厂价在成本价上加5%,批发价在出厂价上加5%,零售价在批发价上加15%。1990年以后,国家将审批权限下放到各省市的卫生主管部门,药品的价格也逐步放开。药品市场上价格秩序一度较为混乱,导致药品价格上涨过快,成了群众反映强烈的社会热点问题之一(张仁伟等,2002)。

---

① "两票制"是指药品从药厂卖到一级经销商开一次发票,经销商卖到医院再开一次发票,销售环节一共开两次发票。

1996 年开始,政府重新强化了对药品价格的控制,出台了一系列有关药品价格管理的文件:《药品价格管理暂行办法》(1996)、《药品价格管理暂行办法的补充规定》(1997)、《关于完善药品价格政策改进药品价格管理的通知》(1998)等,对部分垄断性药品和临床应用量大、面广的少数最基本治疗药物实行政府定价。规定药品价格折扣不得超过 5%,但企业采取虚定价格、虚开发票推销产品,隐性促销十分普遍,零售价格居高不下。政府对药品价格进行了整顿和改革,多次降低药品虚高价格。2000 年政府出台了《关于改革药品价格管理的意见》,文件在药品价格的管理形式、市场竞争机制、药品价格管理的灵敏反应机制、药品价格管理的科学性和透明度、药品市场价格监督和检查五个方面进行改革,后又出台配套政策,对药品价格管理进行重大调整。通过引入竞争机制,由政府定价、生产经营企业和零售单位自主定价相结合。

2009 年实行基本药物制度后,要求基层公立医疗卫生机构全部配备和使用基本药物并按照零差率销售,县及以上公立医疗机构仍然按照 15%加价率销售药品,同时也必须按照相关规定配备使用一定的基本药物。2012 年,国务院办公厅印发《深化医疗卫生体制改革 2012 年主要工作安排》文件,要求公立医院改革取消药品加成。各地医院陆续取消药品加成,但政府没有对取消药品加成后对公立医院补偿,公立医院反应较慢。2016 年,国务院办公厅转发《国务院深化医药卫生体制改革领导小组关于进一步推广深化医药卫生体制改革经验的若干意见》,要破除"以药补医",所有公立医院取消药品加成,统筹考虑当地政府确定的补偿政策,同步调整医疗服务价格。2017 年 9 月以后,所有公立医院全部取消了 15%的药品加成。

推行药品集中招标采购政策。2010 年中国开始实行政府主导、以省(区、市)为单位的药品集中采购制度。对于基药,国务院明确要求在实行以省为单位网上集中采购时,必须落实招采合一、量价挂钩、双信封制、集中支付、全程监控等政策。当前各省基药招标主要采用"双信封"制,即生产企业必须同时投经济技术标和商务标,只有经济技术标书评审合格的企业才能进入商务标书评审,商务标书评审由价格最低者中标。非基药采购与基药采购略有不同,一些省(市、区)还对非基药实行了挂网采购,医疗机构从入围药品中采购,采购价格不得高于挂网价格。2019 年,《国务院办公厅关于印发国家组织药品集中采购和使用试点方案的通知》(国办发〔2019〕2 号)要求组织北京、上海等 11 个大中型试点城市实行跨区域联盟招标,以量换价,保证生产企业的适量生产,降低药价。

第四节　政府对医药企业的扶持

医药企业既是研发活动的主体,也是研发投入的主要来源,但是新药研发活动具有风险性和公共产品等特点,会抑制医药企业研发投入。政府有必要制定相应的政策对医药企业研发活动进行激励,政府科技投入是最直接的激励措施之一。当然还有其他如税收政策、金融政策也是激励医药企业创新的重要手段。

一、政府扶持医药企业方式

工信部等部门联合发文《医药工业"十三五"发展规划指南》(工信部联规〔2016〕350 号),对医药企业的支持主要体现于财税金融扶持,包括继续实施"重大新药创制"国家科技重大专项等国家科技计划和产业化专项,落实研发费用加计扣除、高新技术企业所得税税收优惠和固定资产加速折旧等政策。完善和落实支持创新的政府采购政策,推进创新产品的研发和规模化应用。拓宽企业融资渠道,降低融资成本,鼓励发展医药创业投资基金和股权投资基金,落实和完善出口信贷及出口信用保险政策,支持符合条件的企业在境内外上市融资和发行各类债务融资工具。将政策列于表 9-5。

表 9-5　国家扶持医药企业的政策项目内容

项目		主要内容
直接扶持政策	重大基金项目	"重大新药创制专项""蛋白质类生物药和疫苗发展专项""通用名化学药发展专项""产业振兴和技术改造专项"的医药产业部分等
	直接科技投入	大幅度增加科技投入,建立多元化、多渠道的科技投入体系,全社会研究开发投入占国内生产总值的比例逐年提高
间接扶持政策	税收优惠	加大对医药企业自主创新投入所得税税前折扣力度。允许企业按当年实际发生的技术开发费用的适当比例抵扣当年应纳税所得额
	金融政策	政府利用基金、贴息、担保等方式,引导各类商业金融机构支持自主创新与产业化。商业银行应根据国家投资政策与信贷政策规定,积极给予信贷支持
	仪器设备	允许企业加速研究开发仪器设备的折旧
	政府采购	改进政府采购审评方式,给予自主创新产品优先待遇

国家在出台政策扶持时,地方政府也拿出了真金白银进行扶持,例如,2020 年 2 月,广州政府出台了《广州市人民政府关于印发广州市加快生物医药产业发展若干规定(修订)的通知》(穗府规〔2020〕1 号)。对自主研发及在本市转化的生物制品、1—6 类中药、1—2 类化学药品分阶段给予资金扶持,支持临床前研究阶段的项目列入市科技计划;新启动临床 Ⅰ、Ⅱ、Ⅲ 期研究的新药项目,经评审,按核定费用分别给予最高不超过 300 万元、500 万元和 1000 万元经费奖励,委托广州地区药物/医疗器械临床试验机构开展临床试验的,奖励额度再增加 50%。对本市企业取得第二类、第三类医疗器械产品首次注册证书的,每个产品首次注册证书,经评审,按核定费用分别给予最高不超过300 万元、500 万元的奖励。

二、政府投入对企业创新影响

对于政府的投入能否带动企业的研发投入从而产业创新成果,有不同的观点。一种观点认为会产生杠杆效应,即政府科技投入能促进企业研发投入的增加；另一种观点认为会产生挤出效应，即政府科技投入会导致企业研发投入减少。无论政府的投入是产生杠杆效应还是挤出效应，其积极引导作用是不用忽视的。企业投入多大的成本进行创新与其企业文化和技术基础有关系，当然也与一国的创新环境有关系。不同国家，政府、企业、科研机构在医药研发创新中，发挥的作用有差别（见表9-6）。中国和印度同属于发展中国家，企业和政府所发挥的作用，两国存在较大差别（周迎波、冯国忠，2015）。在我国，企业的自主创新研发的动能不足，"拿来主义"比较盛行。政府应根据医药产业的行业特点及不同的发展阶段制定合理的扶持政策，同时制定严格的阶段性成果监督政策、惩罚措施，避免出现研发投入的"挤出"效应。

表9-6　不同国家政府、企业和科研机构的创新作用

国家	企业作用	高校及科研机构作用	政府作用
中国	注重生产，忽视创新研发，没有形成以企业为主体的医药创新体系	主体作用且科研机构与企业协性性不强，其科研行为与市场需求联系不紧密	主体作用，主要给予研究机构基金项目支持
美国	医药企业的主体地位	从事基础研究	资助基础研究
日本	医药企业主体地位随其企业创新能力而增强	联合研发，促进创新	提供重要支撑，引导医药产业发展
印度	以私营医药企业为产业创新主体的模式	与医药企业密切合作，提供支持印度制药产业的技术创新引擎	协调引导作用；建立国家级的研究机构为技术创新提供持续支持

第十章　农村医疗卫生公共投入体系构建

随着经济的发展,国家对卫生的投入力度越来越大,构建农村合理的卫生投入体系具有深远的意义。《中共中央　国务院关于深化医药卫生体制改革的意见》指出:中央政府和地方政府都要增加对卫生的投入,并兼顾供给方和需求方。逐步提高政府卫生投入占卫生总费用的比重,使居民个人基本医疗卫生费用负担有效减轻;政府卫生投入增长幅度要高于经常性财政支出的增长幅度,使政府卫生投入占经常性财政支出的比重逐步提高。新增政府卫生投入重点用于支持公共卫生、农村卫生、城市社区卫生和基本医疗保障。从上述文件可以看出,公共投入在量上要保持增长,在投入方向上偏向公共卫生、农村、城市社区、医疗保障。

第一节　政府卫生投入于风险源头控制

一、生活设施和公共卫生服务要投入

贫困地区生活环境和生活习惯影响农户的健康应引起关注。研究表明,饮用含有病原体或有机物污染的饮用水对人体的健康危害巨大,给人带来血液性疾病,与肝癌、胃癌、食道癌有关系。生活污水处理设施严重滞后,农药、

化肥和农膜的大量使用,加剧了农村的生活环境污染。垃圾乱倒、畜禽散养等使病菌传播的风险增加。特别是农户的公共卫生知识缺乏和卫生习惯的非科学性,都增加了慢性病发生的风险性。农民多从事一些危险性较高的职业,使其发生意外风险的可能性增加。公共卫生服务专业技术人员能力和手段的有限性,对农户提供公共卫生服务的人员,以乡村医生为主,乡村医生的专业能力和责任意识还不能满足农民对医疗卫生服务的需要。公共卫生知识的传播需要与农户的可接受程度相吻合,目前对农户公共卫生知识传播的手段和方式有限,农户自我健康管理的能力需大幅度提高,农民慢性病的增长率逐年提高,这个增长趋势要引起足够的关注,应增加公共卫生知识的教育培训。

二、基层医疗服务能力提升要投入

农民看病贵的根源在于看病难,即农民不能很便利地找到高水平的医生看病,看病的间接经济损失很大。由于本村、本乡镇甚至本县的医疗机构医疗技术水平的限制,农民看病往往要上大城市大医院,无形中增加了农民的吃、住、行成本等直接损失,增加了农民的误工时间等间接损失。大医院又人满为患,医生难与患者充分沟通,难以一次性诊清楚病情,患者多次往返,看病的成本上升,农民既看病贵也看病难。国家在对卫生服务体系的定位上,把村卫生室定位于提供公共卫生服务及一般疾病的诊治服务,乡镇卫生院提供公共卫生服务和常见病、多发病的诊断治疗服务。基层医疗机构公共卫生服务功能发挥不够,考核手段有限,但仍需要发挥治疗疾病的重要功能。有些疾病如阑尾手术、胆结石手术及分娩服务等以前在乡镇卫生院能完成的服务内容,现在一般推给县级及以上医院了。基层医疗机构服务能力的弱化,需要加大基层医疗人才培养投入。

三、农村药品供给服务要投入

由于贫困地区农户分散,外出务工导致消费不足,农村药店减少,增加了村民购药成本。提供药品服务的主要是乡村卫生室,其垄断性导致有的药品高于市场价格。农村药品经营者医学专业素质缺乏,不能为村民用药提供指导,滥用药和非科学用药问题存在。《中华人民共和国药品管理法》规定了药品经营者应有依法经过资格认定的药师或者其他药学技术人员,但考虑到方便村民购药的实际,严格实施药品管理法有一定难度。加强对农村药品经营者的培训投入,是非常必要的。

第二节　优化农村医疗保障的公共投入

农户的医疗保障,可分为正式的医疗保障和非正式的医疗保障,而公共投入更多的是在正式保障方面。公共投入还可以在农户的非正式保障方面作一些贡献。

一、正式保障的政府投入创新

(一)适度规模投入,强化资金效率

1. 地方财政和个人医保筹资增长有压力

在中西部地区,政府投入新农合的资金逐年上涨,农民的自筹资金也在逐年上涨,但医疗投入并没让农民感觉到就医福利的大幅提高,农民仍然不满意。其实,政府投入新农合的基金增长率远高于医药费用的增长率,但以前政府投入新农合基金的基数比较小,虽然增长率高,但绝对数额小。而医药费用本身的基数比较大,增长率小,但是绝对数额不小。政府对新农合基金的投入增长率应控制在与医药费用增长率相同的水平而达到平衡,与每年的 CPI 增长持平为正常。政府的投入使地方配套资金压力增大,虽然自 2011 年始,中央投入超过了地方的配套,但还是给地方财政带来了巨大压力,特别是贫困地区的财政,越是贫困地区农民人口数越多,配套的金额也越大,根本无法按比

例持续增长。一味地增加对新农合基金的投入并不是可持续的方式。比如，2020 年，城乡居民基本医疗保险个人缴费人均 280 元，有些农户感觉开支较大，地方政府的相应投入也较大。

2. 节约医保基金管理成本

医保基金的管理运行需要费用，包括人员工资和福利、日常运行费用等。新农合和城镇居民医疗合并，成立了医疗保障局，从省市到县乡的人员配置，人工管理成本很大，且管理绩效不尽如人意。

加强与商业保险的合作，节省管理成本。委托专业的保险公司管理医保基金，可节约管理成本，即政府购买管理服务。基金管理委托给专业的保险公司时，需要把握的原则：一是不允许利用基金从事其他投资；二是不允许把保险公司的业务与城乡医疗保障业务进行捆绑。政府可设置监督机构，对基金的运行进行监督。将基金交给保险公司进行管理，相比专门成立新机构，可节约管理费用。保险公司利用其全国性的营业网点，可以实行跨区域的就医核查。保险公司参与管理所获的利益如下：一方面，每年数亿的医保基金，是保险公司一笔可观的业务，可保证其流动充裕。另一方面，扩大了该保险公司的知晓度，为公司的其他业务拓展提供了一个很好的宣传展示平台。基金采取第三方管理的方式，对政府和基金管理机构是一个双赢的局面。

3. 建立医疗费用担保基金

解决先付费后治疗问题。我国长期以来，进医院先交钱的付费方式，让很多没有储蓄的农户看病延迟。应实施先治疗后付费，可在参加医疗保险的患者中试行，但需经患者申请，并不是"一刀切"的全部实行。申请后付费的患者住院时，医院不再向患者收取押金，但患者需向医院提供其医保卡、身份证等证件。院方在患者出院前 1—2 天内应向患者或患者的家属告知所花医疗费用。患者出院时要明确支付医疗费用的方式，既可以一次还清，也可以分期付清。医院由此可能产生资金被占用问题，影响医院的正常运转，政府可先代为患者支付，后期患者付清欠款后，医院再退回政府的垫资。患者确实无法还清欠款的,应由救助资金支付。对恶意逃费的,要建立完善的诚信系统,记录在案,制定相应的惩罚措施。

"先看病后付费"不仅缓解了患者的经济压力,更能减轻他们因病而产生的重大心理压力,利于患者身心的快速康复。同时体现了对生命的尊重,将患者的生命健康权放在第一位。避免了因住院费催缴而破坏医患关系,若政府敢于承担逃费风险,可能获得多赢的局面。

4. 中央对贫困地区的投入力度要大

在医疗保险方面,中央执行以省为单位的统一补助政策。而处于该省的贫困地区由省里再考虑倾斜政策,省财政状况不好的情况下,贫困地区享受的补贴就少。中央制定补助政策时还安排地方财政配套任务,每年中央财政对新农合的补助增加,同时地方的配套补助也必须增加,县级财政配套和补差压力变大。给地方财政收入不高的贫困地区造成很大压力。因此,中央的投入要增加,取消地方财政配套的要求。

(二)医疗救助的公共投入应扩面

1. 扩展医疗救助资金来源

关于救助资金的投入,无论是国家级、省级还是地方级的民政部门都没有统一的标准。国家方面《关于进一步完善城乡医疗救助制度的意见》(民发〔2009〕81 号)中关于资金筹集的描述为"多渠道筹集资金。要强化地方政府责任,地方各级财政特别是省级财政要切实调整财政支出结构,增加投入,进一步扩大医疗救助基金规模。中央财政安排专项资金,对困难地区开展城乡医疗救助给予补助。各地要动员和发动社会力量,通过慈善和社会捐助等,多渠道筹集资金";《国务院办公厅转发民政部等部门关于进一步完善医疗救助制度全面开展重特大疾病医疗救助工作意见的通知》(国办发〔2015〕30 号)中,提出"加强与慈善事业有序衔接,实现政府救助与社会力量参与的高效联动和良性互动",但社会民意对政府主导的社会捐助并不满意,所以社会捐助都是定向捐助。省级政府、地市州级政府层面的救助资金除了财政资金外,还有福利彩票公益金、社会捐赠款,其中社会捐赠资金非常有限。

建议以公立医院作为社会捐助款的接受单位,接受社会对大病患者的捐助,以医院为单位,对付不起医疗费用的患者进行费用减免。

2. 救助对象的面要扩展

对于五保户、低保户、贫困优抚对象、特殊贫困家庭等特定困难对象来说,和大病医疗救助制度建立初期比,救助程序已非常简化,救助直接在就医时完成。但对于原来并不贫困,只是一场大病导致农户陷入贫困的情况,要通过申请获得救助,必要的前提是患者知晓医疗救助的政策。有证据表明,符合条件的救助对象往往并不知道自己享有这种权利,对贫困救助政策的知晓率远远低于新农合。程序模糊而隐蔽导致制度实施的质量不高,人为操控因素无法避免。

利用必要的媒体手段如网络、电视、新媒体对救助制度大力宣传,让多数农户知晓有这项救助政策,同时可以发挥他们对制度实施过程的监督作用。

二、非正式保障的政府介入

(一)非正式保障面临困境

非正式保障的功能主要是为患者家庭提供治疗费用、生产、生活照料、治疗疾病信息和精神抚慰等帮助,这些帮助完全靠政府来实施并不现实。治疗费用通过新农合和贫困医疗救助补偿后,政府的财政资助功能基本完成。这是正式保障所能做到的对患者最简单的保障形式。除资金以外的其他帮助,政府出面较少。但如果有政府的参与,非正式保障效能无疑会变得更大。

在非正式保障的诸多功能中,最突出的功能是筹资看病,除直系父子之间的资金之外,通过社会网络中其他关系所筹措的医疗费用是要归还的,筹资过程对有些家庭来说非常不易,有时甚至因为无法筹集到资金而使患者陷入困境,耽误治疗。为筹资,远在外地打工的父母或子女不得不请假,携款回家或回家借款。政府可以为患者借款提供一定的担保,使其借款信用有保证,减少借款的轮次。

生产帮助方面,表象是人力支持,只要出钱都能请到人力或物力帮忙生产。但对贫困家庭来说,资金稀缺,无钱雇人,误农时、粗耕作的情况发生率较高,从而导致农作物的收成减少进而收入降低。不增加患病家庭开支的生产帮助是值得政府关注的。

生活照料一般由家庭成员承担,特别是患病老年人的生活照料任务过多地压到患者子女的肩上,影响他们外出务工的时间,进而会影响家庭的经济收入。有些农户因为生活所迫不得不放弃对老年人的照顾,出门谋生,老年人生活质量较差。老年人的社区关怀机制要尽快建立。

治疗疾病的信息缺乏,受误导而遭损失的比例较高。饱受疾病折磨的家庭,对有关疾病治疗的信息有尝试的愿望。对广播、电视台播放的治病、卖药信息比较信任的。在疾病治疗信息的广告管理方面,政府应有所作为。

患者精神安慰的实现需要有倾诉、交流的对象。如果能扩大患者家庭的接触面,增加他们与外界的交流机会,无疑是有利的。当然如果能有专业的心理辅导人员参与交流无疑是最好的精神减压方式。在农村开办有关心理健康咨询机构或在乡村卫生室增设相关专业人员是很有必要的。

(二)政府介入非正式保障的必要性

如果能有政府或组织介入,农户所需的非正式保障内容会得到更便利地解决。农村集体经济体瓦解后,农户间的联系日益减少,基层组织在为农户解决家庭事务方面有所缺位。未实施包产到户时,组织出面帮忙解决各种问题,大到经济发展规划,小到家庭矛盾纠纷等家务,解决的效率也比较高。实行市场经济后,农户家庭享有充分自由,包括家庭事务决策。在遇到大病情况下,有些农户如果社会网络资源不丰富,应付得越来越差,容易陷入困境。组织出面分担农户的困难面临着一系列的问题,如谁来组织、资金来源等。政府往往只是给农户资助钱,其他方面很少涉及。

借鉴合作社经验成立家庭互助组。互助组的建立可学习农村合作社组织,组织内,成员无须过多地靠自己摸索本行业发展的各个环节,通过组织的帮助,为社会网络不发达的社员扩大产业利益。借鉴合作社经验在农村成立弱势互助组织,组织内的成员以本村的弱势家庭为主,同时吸纳热心公益的志愿者。组织的牵头人可以是当地的基层干部或是热心公益事业的当地能人,组织的主要功能是给弱势家庭提供援助,包括上述非正式保障的一些内容。

政府可投入资金对弱势互助组进行扶持。鼓励成员间开展互帮活动,激励企业或组织给弱势互助组内亟须帮助的成员提供就业的机会等。政府对提供了帮助的单位给予一定的发展支持,既可以是资金方面的补贴,也可以是税收方面的优惠。

第三节　精准投入医疗卫生服务

一、医疗机构投入

(一)县级综合医院的投入方向

在我国农村卫生服务体系构成中,县医院是农村三级卫生服务网络的"龙头",地位非常重要,其服务能力和质量水平直接影响地方城乡群众的卫生服务需求的实现。县医院主要负责基本医疗服务及危重急症病人的抢救,并承担对乡镇卫生院、村卫生室的业务技术指导和卫生人员的进修培训。

多年来,政府对于县级医院的公共投入很不足,县级医院既要维持正常运营开支,又要完成政府指定的一些公益性任务,还要保持一定的发展。除此之外,县级医院还要面临大量支援性开支,形成政策性亏损。在政策上得不到政府的公共投入,而一些政策性的支出不可避免,县级医院在经营上趋利倾向严重,医药费用上涨较快。以药补医是多年来基层医疗卫生机构重要的补偿机制。

在财政投入上,政府对县级医院卫生投入的增长幅度要高于经常性财政支出的增长幅度,投入占经常性财政支出的比重也要逐步提高。县级公立医院的综合改革,要突出县级医院的公益性。适当提高体现医务人员劳动价值的诊疗费、护理费、手术费等医疗服务价格,降低大型医用设备检查与检验价格。

县级医院的综合改革从 2011 年开始,卫生部把医改重点确立为发展县级医院。其中在财政投入上,尝试实施结构调查,通过调整支付方式,推行"四降一升一增"活动,即降低药品价格、降低大型设备检查治疗价格、降低高值医用耗材价格、降低甚至取消药品加价率,提升医疗服务技术价格、增设药事服务收费。

将县级医院的性质由财政差额单位改为财政全额预算单位。医务人员工资的津补贴及人才培养经费纳入财政预算。县级医院的基本建设及医疗设备的更新由县财政支付,使其达到相应标准。对尚未达到服务能力必需的标准设施进行建设配备,保证县级综合医院功能设施的完整。

硬件设施的投入容易满足要求,但难的是高技术人才的引进与培养。政府应增加资金保障来提高医院的专业技术水平,放开具有高水平医生的流动性服务,在不影响其正常岗位工作的情况下,尽量提供其流动性服务的便利性,即允许其利用技术到基层医院从事有偿医疗服务活动。为了保证县医院的医术水平,可以开办远程诊断和培训业务,充分利用现有的网络技术开展县医院和国内大型医院的对口帮扶作用,使患者在县医院就能享受高水平诊断治疗,真正做到"大病不出县"。

（二）乡镇卫生院投入方向

乡镇卫生院是农村三级卫生服务体系的枢纽,是公益性、综合性的基层医疗卫生机构,每个乡镇要办好一所卫生院。政府对乡镇卫生院服务功能的定位:一是农村卫生公共服务;二是基本的医疗服务;三是对村卫生室的指导和管理。

财政投入确保工资。乡镇卫生院是差额预算管理单位,日常经费开支及人员的工资只有部分靠财政拨款,大部分要靠乡镇卫生院自己创收。因此,创收是卫生院的重要任务,公益性作用体现不充分。为了配合医疗体制改革,应该将乡镇卫生院改变为全额拨款单位,确保职工工资的顺利发放和日常经营经费的支出,从根本上解决其生存问题,不让乡镇卫生院依靠医疗服务创收保生存。

提高乡镇卫生院人才待遇。乡镇卫生院普遍缺乏吸引人才的条件,最需要全科医生及部分预防保健和妇产科专科医生。乡镇卫生院经费受到保障,可以提高职工待遇,吸引人才。待遇的提高要体现在服务上,乡镇卫生院的作用发挥要靠能治病的卫生技术人员。乡镇的条件一般劣于城市,高水平的卫生技术人员都不愿意到乡镇。对服务于乡镇卫生院的高水平的卫生技术人员,必须在政策措施及待遇上有所倾斜。首先在职称晋升和工资晋级上,要体现基层工作经历。例如,在大医院里工作的医生想晋升高级职称必须有到乡镇卫生院工作一到两年的经历。另外,对愿意培训乡镇卫生院医生的高水平医院,在资金拨付上优先或资金总额上倾斜。乡镇医生想晋升职称的,应主动联系高级别的医院培训一段时间,协调工作可以由卫生主管部门来实施。这种措施必须通过制度来保证。

在乡镇卫生院的资产投入中,设备投入的比重应增大。目前对乡镇卫生院的投入,注重了建房、增床方面,而对先进的检查设备投入不足。农民看病的一些基本检查还不能满足,如新型B超机、X线机、心电图机等基本检查设备,大部分乡镇卫生院还比较欠缺。普通的检查,患者需到大医院,导致大医院检查排队的人多、等候时间长的问题。当然在配置基础设备的同时,也要相应地培训或引进专业的设备操作人员。

（三）村卫生室投入方向

产权不清晰，国家和集体对村卫生室的资金投入都非常有限。由于发展方向不明、自身营利能力有限，社会资金也不愿过多投向村卫生室。在贫困地区，村卫生室标准化建设资金不足，日常运行不规范，很难满足农民的就医需求。虽然同属于农村医疗服务系统，乡镇卫生院与村卫生室医务人员的人事政策迥异：乡镇卫生院的医务人员属于国家正式职工，享受国家卫生工作人员待遇，而村卫生室医务人员即便有较高的学历和资质，仍然属于合同工性质，不能享受到国家正式工作人员的相关工资福利待遇。这种极其明显的身份差异，使乡村医生被边缘化。

要加大基础设施建设投入。很多山区的村卫生室都是利用村里闲置的小学或村办公室，房屋陈旧，就医环境及卫生条件差，交通条件落后，农民可达性差。基本的医疗仪器设备欠缺，更不用说先进的医疗器械了。财政要拨付资金完善村卫生室基础设施的建设，包括村卫生室空间场地、医疗设备、药品储藏、房间配置等方面。推进村卫生室标准化建设，要充分发挥政府的主导作用，明确政府公共投入职能，从政策、投入、制度等方面促进村卫生室的标准化建设。

加大基层医生的培养投入。不能把乡村医生当成只是按上级医疗机构的指示作卫生宣传的人员，应培训农村医生向全科医生发展。可以参考古巴的初级医疗制度也就是家庭医生制度，古巴是中低收入国家，却是真正意义上的全民免费医疗的国家，国民看病无须挂号费、无医药费、无诊疗费。衡量国民健康如国民预期寿命、新生儿死亡率、5岁及以下儿童死亡率等指标，古巴都优于美国。但古巴的医疗成本只相当于美国的1/20。古巴的医疗技术水平也较高，还输出大批医生进行医疗外交。古巴高效医疗体制的重要"秘方"就在于它的初级医疗制度，尤其是家庭医生制度。由政府指派高水平的医生到社区负责一定数量的家庭卫生医疗，古巴的家庭医生诊所设在社区里，全天

24 小时服务,有时还家访,提高了社区居民看病的方便程度。因为医生的技术水平较高,社区布点较多,大大降低了居民"小病变大病"的概率。古巴的医疗体制重在预防,常见的小病如感冒、腹泻、虫牙等都能在第一时间、最基层得到治疗,花小钱、防大病。家庭医生还对有潜在患病危险的人群采取严密的预防措施,对重点的关注对象如孕妇、老人进行家访、检查。由于基层的医疗工作得到充分发展,全社会的医疗资源得到合理的利用,去大医院的病人少了,政府的医疗费用支出也大大减少了。所以古巴的大医院并不像中国的大医院出现人满为患,人头攒动的现象。①

村卫生室,应充当农村家庭医生的角色。能治小病,也能防大病,同时也应充当农民就医"指南针"和"把关人"的作用。"指南针"就是提供该病的基本信息,如能治或不能治,到哪里可以治等,即乡村医生能提供明确的信息,根据患者的病情,指导其到上级医院就医。不要让农民自己去搜寻治疗途径而花费不必要的时间成本、信息成本,增加治疗费用。乡村医生的"把关人"作用,即在农民发病初期,尽量把小病的治疗控制在村内,对不能治的大病不能延误治疗。

按目前的乡村医生水平是远远不能充当好"把关人"角色的。解决的办法:一是从高级别的医院指派高技术水平的医生到农村定期服务,把农村的村医向上安排到高级别的医院进行培训。这一下一上的安排,需要从制度上保障。例如,下派到农村服务的高水平医生,其待遇不应低于其在大医院的待遇,甚至应高于其原来的待遇,由财政支出来保障。上派到高级别医院培训的乡村医生,指定高水平的医生进行一对一指导。针对农村的多发病症相关的专业进行有目标性的培训并考核,其工资待遇不低于其做乡村医生的待遇,还可适当提供培训期间的补助。二是从医学院校中,定向选择一部分学生为乡村医生人选。可采取师范大学免费培养师范生政策,在入学时就给予培养定

---

① 《古巴奇迹:全民免费医疗　医疗水平堪比最发达国家》,2012 年 4 月 2 日,见 http://www.chinadaily.com.cn/hqcj/2012-04/02/content_ 14971969. htm。

位,进行免费培养,毕业后必须在农村服务一定的年限。当然医学院的毕业生直接进入乡村医生队伍不合适,还应放在大型医院再培养三年,锻炼他们的实际诊断治疗能力,然后到农村从事乡村医生工作。财政部门要保证其工资待遇,在农村服务一定的年限后可调入高级医疗机构或他们想进一步深造时给予一定的优待。

二、公共卫生投入

居民的疾病状况已进入慢性病时代,预防疾病与管理疾病是公共卫生服务的重要使命。国家在公共卫生投入方面,要注意以下问题。

强化政府公共卫生投入资金的绩效管理。公共卫生服务支出的本意是政府通过购买服务的方式予以实现,公共卫生服务项目主要通过城市社区卫生服务中心(站)、乡镇卫生院、村卫生室等城乡基层医疗卫生机构免费为全体居民提供。基本公共卫生服务按项目为城乡居民免费提供,经费标准按单位服务综合成本核定,所需经费由政府预算安排。各地在执行过程中标准不一,有的基层卫生机构误解为国家对基本医疗卫生机构相关人员的一种补偿,要按常住人口数为结算依据。公共卫生支出,政府拿出了真金白银,到底服务了多少百姓,服务了什么,政府没有底,因为考核的手段实在有限。老百姓心中也没有底,老百姓不明白公共卫生服务的供方(各级政府)每年应向他们免费提供多少服务,更不明白服务的承接方(基层医疗服务机构)在什么时候为其提供了什么样的服务。国家规定现行基本公共卫生服务项目包括十大类41小项,但是实践表明,这种设计过于复杂,表述极具专业性,缺乏大众语言,不但老百姓看不明白,甚至专业医疗技术人员也不太明白。政府提供的免费服务,老百姓不清楚、不主动选择、不配合,只能"被"服务(卢俊峰等,2014)。政府花了钱为百姓提供了多少服务,不好度量,无法体现绩效。

加强公共卫生宣传的投入。目前乡村公共卫生宣传就是印制一些关于预防传染性疾病的宣传板、宣传画在村卫生室、村民委员会范围内张贴,形式比较单一,农民最能切身感受到公共卫生服务是幼儿的免疫接种、新生儿及产妇的回访体检等。对于某些传染性疾病,如肺结核病治疗,有免费药物提供,但提供这些免疫、传染病免费服务时,卫生人员又顺便提供其他收费项目服务,但群众不清楚哪些该收费哪些不该收费,老百姓对公共卫生服务的目的质疑。

公共卫生管理的基本目的是向广大居民提供公共卫生知识,让其实施自我健康管理,减少发病的概率。目前,在贫困地区,外出打工导致大量的"空心村"出现,村级基本公共卫生服务工作的宣传要有针对性。面对老人、儿童这类特殊群体,仅仅依靠乡镇卫生院的一年若干次集中进村宣传显然不够,张贴海报也起不到太大的作用。进村宣传活动热热闹闹,但老百姓是否明白是否有收获,值得怀疑。至于张贴宣传资料,对于识字不多的老人和儿童而言,作用也是微乎其微。因此,村级公共卫生服务的宣传工作要综合电视广播、乡村娱乐、故事等农民喜闻乐见的形式普及健康知识,让村民了解自身能够免费享有的基本公共卫生服务内容,以提高群众的知晓率,切实将国家基本公共卫生服务这件惠及千家万户的民生实事落实好。

改变补贴形式。在公共卫生服务的补贴方面,可采用公共卫生服务券的形式发给农民。农民对为其提供公共卫生服务的机构支付卫生服务券,政府根据服务券付费,形成区域内医疗机构的竞争,以此保证公共服务的优质和足量。政府向社会购买服务,把政府直接向社会公众提供的部分公共服务事项,交由具备条件的社会组织承担。并根据社会组织提供服务的数量和质量,进行评估后支付服务费用,是一种"政府承担、定向委托、合同管理、评估兑现"的新型政府提供公共服务的方式。在这种财政投入模式下,财政部门可以充分发挥资金导向作用,弥补市场配置资源上的不足。此外吸引更多的民营资本或非政府组织参与,为社会公众提供公共服务。

公共卫生投入不能只盯住疾病。在产生疾病的源头,政府要及早介入,如贫困地区农村的清洁饮水问题、卫生厕所、环境污染问题、不科学的生活方式的转变宣传等,都需要政府的积极行动。政府要增加投入改善农村的生活设施基础,切断疾病可能发生的源头。

第四节 政府对医药的保障

一、为患者降药费

患者医疗费用花费较多的疾病是癌症,治疗癌症的药昂贵,且多为进口药,一般家庭难以承受。我国进口药的定价是制药公司报一个离岸价,到了国内再加上关税、增值税,还有层层经销商的利润,就成了最终售价。近年来,国家若干次对抗癌药价格进行干预。将进口药品的关税从3%—6%降到"零关税",将抗癌药17%的增值税降低到3%等,明确了抗癌药降价的大方向。

在我国现在的医疗保障名录里,让进口抗癌药尽快纳入医疗保障药品目录才是解决问题的根本办法。这在有全民医疗保障体系的欧洲和很多亚洲国家,都不是问题,它们有一套系统的评估、核算体系,会考察一种药的治疗效果和副作用如何,是不是比现有的治疗方法对患者更有利,以及从宏观层面计算它会给医疗保障支出带来多大负担。然后再决定一种药是否能进医疗保障药品目录、以什么样的价格进入医疗保障目录,整个流程和标准都是公开透明的。在我国,也应尽快建立这样的评估体系。

从2015年开始,我国政府从不同角度入手,综合性地降低抗癌药价格,从2015年起明显降低了患者经济负担。2016年以来,有关部门组织开展了国家药品价格谈判试点和医疗保障药品目录谈判,通过政府主导的价格谈判,通过进入医保目录为条件,大幅降低药品价格。到2020年,目前拟定了128种抗癌药进入医保药品目录。从表10-1可以明显看出,一些抗癌进口药纳入医保后,价格下降很多,以治疗肺癌的泰瑞沙来说,从每片1759元的价格降到510元,降幅达71.01%。

表 10-1　2020 年新版医保目录拟定新增 17 种抗癌药物价格

治疗病种	药品名称	型号	原价(元)	纳入医保后(元)	变化幅度(%)
肠/胃/胰腺癌	善龙	30mg/瓶	13141	7911	−39.80
骨髓瘤	恩来瑞	4mg/粒	9186	4933	−46.30
	维达莎	100mg/支	2624	1055	−59.79
白血病	爱漾(儿童)	5ml:3750IU/支	4958	2980	−39.90
	达希纳	200mg/粒	299.7	94.7	−68.40
结直肠癌	爱必妥	100mg(20ml)/瓶	4232	1295	−69.40
肾/胃/胰腺癌	索坦	50ml/粒	1349	448	−66.79
肺癌	泰瑞沙	80mg/片	1759	510	−71.01
	克泰瑞	40mg/片	329	200	−39.21
	赞可达	150mg/粒	500	198	−60.40
	福可维	12mg/粒	885	487	−44.97
	赛可瑞	250mg/粒	890	260	−70.79
肾癌	维金特	400mg/片	782	272	−65.22
	英立达	5mg/片	706	207	−70.68
淋巴疼	亿珂	140mg/粒	540	189	−65.00
肝/结直肠/胃癌	拜万戈	40mg/片	360	196	−45.56
皮肤癌	佐博伏	240mg/片	208	112	−46.15

目前,新版医保常规准入药品是 2643 种,国家药品监督管理局最新数据显示,国产药品种类有 165400 种,进口药品 4070 种,合计 169470 种,医保用药仅占目前所有药品的 1.56%,绝大部分药品都在医保目录外。

二、为企业减成本

(一)政府重视医药产业的发展

《中国制造 2025》(国发〔2015〕28 号)将生物医药及高性能医疗器械作为

重点发展领域,国家继续把生物医药等战略性新兴产业作为国民经济支柱产业加快培育,"重大新药创制"科技重大专项等科技计划继续实施,将为医药工业创新能力、质量品牌、智能制造和绿色发展水平提升提供有力的政策支持。国务院出台的《国务院关于加快培育和发展战略性新兴产业的决定》(国发〔2010〕32 号)要求,大力发展用于重大疾病防治的生物技术药物、新型疫苗和诊断试剂、化学药物、现代中药等创新药物大品种,提升生物医药产业水平。《国务院办公厅关于促进医药产业健康发展的指导意见》(国办发〔2016〕11 号)设定目标,到 2020 年,医药产业创新能力明显提高,供应保障能力显著增强,90%以上重大专利到期药物实现仿制上市,临床短缺用药供应紧张状况有效缓解。国家层面对生物医药产业发展的重视,必将使承载医药创新发展希望的生物医药产业园受益。生物医药产业园已经成为中国生物医药产业集聚式发展的主要载体。

(二)政府应加强资金的支持

企业申报国家重大新药创制专项的,中央财政和地方财政都给予经费支持。对掌握世界领先技术,并拥有自主知识产权的持有人或团队实施科技成果产业化的,在落地到运营的过程中,给予总投资额一定比例的补贴支持,最高额度可根据地方的经济状况给予限定。

对新药研发的进展情况分期资助,对完成临床前研究并取得受理号的,给予立项资金资助;取得临床批件,进入第一期临床试验的,给予临床第一期资金资助;进入第二期临床试验的,给予第二期资金资助,比第一期额度高;进入第三期临床试验的,给予第三期资金资助,比第二期额度要高。生物医药企业通过体外一致性评价研究的药品,给予资金支持;通过了体内生物等效性试验的品种,再给予资金支持。药品上市许可并实现产业化的,按实际投入给予一定比例的资金补贴。在药品发展的每一个阶段都给予一定资金支持,减少企业投入的风险及成本。

参考文献

[1]白晨、顾昕:《中国农村医疗救助的目标定位与覆盖率研究》,《中国行政管理》2015年第9期。

[2]白晨、顾昕:《中国农村医疗救助给付水平横向公平问题研究》,《河南社会科学》2015年第1期。

[3][美]彼德·布劳著:《社会生活中的交换与权力》,孙非、张黎勤译,华夏出版社1988年版。

[4]蔡仁华:《中国医疗保障改革实用全书》,中国人事出版社1998年版。

[5]曹燕、姜卫、黄锐:《我国各省财政卫生投入的健康绩效比较》,《中国卫生经济》2010年第5期。

[6]陈传波:《农户风险与脆弱性:一个分析框架及贫困地区的经验》,《农业经济问题》2005年第8期。

[7]陈传波、丁士军:《中国小农户的风险及风险管理研究》,中国财政出版社2005年版。

[8]陈浩:《卫生投入对中国健康人力资本及经济增长影响的结构分析》,《中国人口科学》2010年第2期。

[9]陈丽:《新型农村合作医疗制度创新中的政府责任定位——以苏州为个案的研究》,《卫生软科学》2005年第2期。

[10]陈良谨:《社会工作百科全书》,中国社会出版社1994年版。

[11]陈沛军、黎东生、闫志来等:《我国综合医院病人人均医药费用变化趋势分析》,《中国卫生统计》2016年第1期。

[12]陈天祥、方敏:《公共卫生支出、健康结果与卫生投入政策——基于189个国

家和地区的面板门槛分析(1995—2011 年)》,《浙江大学学报(人文社会科学版)》2016年第 1 期。

[13]陈新建:《感知风险、风险规避与农户风险偏好异质性——基于对广东适度规模果农风险偏好的测度检验》,《广西大学学报(哲学社会科学版)》2017 年第 3 期。

[14]陈在余、王海旭、蒯旭:《农户因病致贫的动态变化及其影响因素分析》,《湖南农业大学学报(社会科学版)》2017 年第 6 期。

[15]丁建定:《唐代社会保障:思想、实践及其评价》,《中国人民大学学报》2014 年第 1 期。

[16]丁士军、陈传波、陈玉萍:《南方水稻生产的干旱风险和农户的处理策略》,中国农业出版社 2007 年版。

[17]董忠波:《我国新型农村合作医疗的筹资问题》,《云南社会科学》2004 年第 3 期。

[18]杜远见、杨添懿、陈平等:《云南省新农合 2004—2008 年农民医疗负担情况分析》,《中国卫生事业管理》2009 年第 10 期。

[19]樊桦:《土地保障能力及其对农户参加合作医疗的影响》,《中国人口科学》2002 年第 1 期。

[20]方黎明:《新型农村合作医疗和农村医疗救助制度对农村贫困居民就医经济负担的影响》,《中国农村观察》2013 年第 2 期。

[21]方鹏骞、董四平、肖婧婧:《中国政府卫生投入的制度变迁与路径选择》,《武汉大学学报(哲学社会科学版)》2009 年第 2 期。

[22]方向华、孟琛、刘向红等:《健康自评与老年人健康状况的前瞻性研究》,《中华流行病学杂志》2003 年第 3 期。

[23]房莉杰:《理解"新医改"的困境:"十二五"医改回顾》,《国家行政学院学报》2016 年第 2 期。

[24]封进、余央央:《中国农村的收入差距与健康》,《经济研究》2007 年第 1 期。

[25]冯黎、陈玉萍、丁士军:《贫困地区农村人口疾病发生状况及影响因素分析——来自四川贫困县的农户调查》,《农业技术经济》2008 年第 4 期。

[26]高梦滔:《健康风险冲击对农户收入的影响》,《经济研究》2005 年第 12 期。

[27]高梦滔、甘立、徐立新等:《健康风险冲击下的农户收入能力与村级民主》,《中国人口科学》2006 年第 1 期。

[28]高梦滔、高广颖、刘可:《从需求角度分析新型农村合作医疗制度运行的效果——云南省 3 个试点县的实证研究》,《中国卫生经济》2005 年第 5 期。

［29］高占华：《乡镇卫生院债务化解分析与研究》，《中国卫生经济》2013 年第 5 期。

［30］宫习飞、于保荣、孟庆跃等：《新型农村合作医疗对灾难性卫生支出的影响研究》，《卫生经济研究》2009 年第 9 期。

［31］郭锋、张毓辉、万泉等：《党的十八大以来我国政府卫生投入分析》，《中国卫生经济》2019 年第 4 期。

［32］顾昕：《建立新机制：去行政化与县医院的改革》，《学海》2012 年第 1 期。

［33］顾昕：《新医改三周年（五）政府巨额投入、基层依然堪忧》，《中国医院院长》2012 年第 4 期。

［34］顾昕、高梦滔、张欢：《医疗救助体系与公立医疗机构的社会公益性》，《江苏社会科学》2006 年第 3 期。

［35］顾秀英、胡一河：《慢性非传染性疾病预防与控制》，中国协和医科大学出版社 2003 年版。

［36］国家发改委经济研究所课题组：《深化中国药品流通体制改革的对策与建议》，《经济研究参考》2014 年第 6 期。

［37］国家卫生与计划生育委员会：《中国卫生和计划生育统计年鉴（2014）》，中国协和医科大学出版社 2015 年版。

［38］海闻、高梦滔、姚洋：《"大病"风险对农户影响深远》，《学习时报》2004 年 4 月 14 日。

［39］韩启德：《健康中国 2020：基于中国国情的卫生经济学战略思考》，《中国卫生经济》2009 年第 9 期。

［40］韩明漠：《农村社会学》，北京大学出版社 2001 年版。

［41］侯文静：《山西省新型农村合作医疗制度"大病"界定的理论探讨》，山西医科大学 2005 年硕士学位论文。

［42］侯志远、孟庆跃、赵苗苗：《我国基层卫生机构公共筹资现状研究》，《中国卫生经济》2010 年第 4 期。

［43］胡鞍钢、孟庆国：《消除健康贫困应成为农村卫生改革与发展的优先战略》，《中国卫生资源》2000 年第 6 期。

［44］胡宏伟、王静茹、袁水苹等：《卫生资源与国民健康：卫生资源投入增加会恶化国民健康吗》，《社会保障研究》2016 年第 1 期。

［45］胡晓媛、胡刚、姚华：《少数民族地区乡镇卫生院发展研究》，《医学与社会》2014 年第 9 期。

［46］黄季焜、齐亮、陈瑞剑：《技术信息知识、风险偏好与农民施用农药》，《管理世界（月刊）》2008 年第 5 期。

［47］黄宗智：《长江三角洲小农家庭与乡村发展》，中华书局 2000 年版。

［48］江泽民：《全面建设小康社会开创中国特色社会主义事业新局面》，人民出版社 2002 年版。

［49］蒋远胜、Joachim von Braun：《中国西部农户的疾病成本及其应对策略分析——基于一个四川省样本的经验研究》，《中国农村经济》2005 年第 11 期。

［50］蒋远胜、肖诗顺、宋青锋：《家庭风险分担机制对农村医疗保险需求的影响——对四川省的初步调查报告》，《人口与经济》2003 年第 1 期。

［51］蒋中一：《对完善农村新型合作医疗制度的思考》，《学习月刊》2005 年第 11 期。

［52］焦开山：《健康不平等影响因素研究》，《社会学研究》2014 年第 5 期。

［53］［澳］哈尔·肯迪格、埃基科·哈希莫托、拉里·科珀德：《世界家庭养老探析》，刘梦、付愫斐、杨衡平译，中国劳动出版社 1997 年版。

［54］乐章：《农民的疾病风险与医疗保障：一个实证分析》，《经济社会体制比较（双月刊）》2005 年第 1 期。

［55］雷明、吴小翎：《重庆市经济欠发达地区村卫生室建设的思考——以奉节县为例》，《重庆医学》2017 年第 16 期。

［56］李彬、杨洁敏：《基于社会角色理论的村卫生室定位方法研究》，《华中科技大学学报（社会科学版）》2009 年第 2 期。

［57］李伯阳、张亮、张研：《我国乡镇卫生院适宜服务范围探讨》，《中国卫生经济》2015 年第 5 期。

［58］李华：《我国农村合作医疗变迁的制度分析》，《长白学刊》2006 年第 3 期。

［59］李华、张志远、郭威：《完善我国农村医疗救助制度的思考》，《人口学刊》2009 年第 1 期。

［60］李建新、李春华：《城乡老年人口健康差异研究》，《人口学刊》2014 年第 5 期。

［61］李莲花：《医疗保障制度发展的"东亚道路"：中日韩全民医保政策比较》，《河南师范大学学报（哲学社会科学版）》2010 年第 1 期。

［62］李山：《管子》，中华书局 2009 年版。

［63］李哲：《贫困地区农户大病风险管理研究》，华中农业大学 2008 年博士学位论文。

［64］李珍：《社会保障制度与经济发展》，武汉大学出版社 1998 年版。

［65］李准、翁淳光、冯思佳等：《重庆市村卫生室基本设施现状分析》，《中国卫生事业管理》2011 年第 11 期。

［66］［苏］列宁：《列宁全集》第 21 卷，中共中央马克思恩格斯列宁斯大林著作编译局译，人民出版社 1990 年版。

［67］刘国恩、唐艳：《中国药品费用走势分析》，《中国卫生经济》2007 年第 12 期。

［68］刘豪兴、徐珂：《农村社会学》，中国人民大学出版社 2004 年版。

［69］刘晓强：《德国医疗保险体制研究》，《国外医学》2010 年第 4 期。

［70］刘远立、任苒、陈迎春等：《中国农村贫困地区合作医疗运行的主要影响因素分析——10 个县干预试验结果》，《中国卫生经济》2002 年第 2 期。

［71］刘仲翔：《农民的求医行为与农村医疗卫生》，《甘肃理论学刊》2005 年第 2 期。

［72］刘祚祥：《农户的健康风险分担与新型农村合作医疗研究述评》，《经济评论》2008 年第 4 期。

［73］龙汉宸：《礼记》，北京燕山出版社 1995 年版。

［74］卢俊峰、王京宇、洪禅等：《创新政府投入机制推进基本公共卫生服务均等化》，《财政监督》2014 年第 22 期。

［75］罗力、姜晓朋、章滨云等：《就医经济风险比较指标的探索》，《中国初级卫生保健》2000 年第 2 期。

［76］［德］威廉·罗雪尔：《历史方法的国民经济学讲义大纲》，朱绍文译，商务印书馆 1981 年版。

［77］［德］马克思：《马克思恩格斯全集》第 2 卷，中共中央马克思恩格斯列宁斯大林著作编译局译，人民出版社 1957 年版。

［78］［德］马克思：《资本论》第三卷，中共中央马克思恩格斯列宁斯大林著作编译局译，人民出版社 2004 年版。

［79］马强：《试析我国药品价格虚高现象》，《中国市场》2006 年第 Z3 期。

［80］马小勇：《中国农户的风险规避行为分析——以陕西为例》，《中国软科学》2006 年第 2 期。

［81］马晓、彭迎春、杨佳等：《卫生人力资源对乡镇卫生院服务可及性的影响研究》，《中国医院管理》2015 年第 8 期。

［82］毛泽东：《毛泽东文集》第二卷，人民出版社 1993 年版。

［83］毛泽东：《毛泽东选集》第五卷，人民出版社 1997 年版。

［84］［法］孟德斯鸠：《论法的精神》（下），张雁深译，商务印书馆 1963 年版。

[85][英]约翰·穆勒:《政治经济学原理及其在社会哲学上的若干应用》,赵荣潜、桑炳彦等译,商务印书馆 1991 年版。

[86]农业部农业经济研究中心课题组:《新型农村合作医疗和特困人口医疗救助相结合的制度建设》,《中国人口科学》2007 年第 2 期。

[87]欧阳仁根:《论我国存款保险制度的构建》,《法学》2003 年第 9 期。

[88]彭翔、徐爱军:《新制度经济学视角下的我国农村卫生服务体系变迁分析》,《农村经济》2012 年第 3 期。

[89]卜范达、韩喜平:《"农户经营"内涵的探析》,《当代经济研究》2003 年第 9 期。

[90]乔勇、丁士军:《农户疾病风险处理的支持研究》,湖北人民出版社 2012 年版。

[91]仇雨临:《国外医疗保险制度的主要问题与改革》,《国际医药卫生导报》2003 年第 23 期。

[92][法]萨伊:《政治经济学概论》,陈福生、陈振骅译,商务印书馆 1963 年版。

[93]时正新:《中国的医疗救助及其发展对策》,《国际医药卫生导报》2002 年第 11 期。

[94]史清华、顾海英、张跃华:《农民家庭风险保障:从传统模式到商业保险》,《管理世界(月刊)》2004 年第 11 期。

[95]世界银行:《1994 年世界发展报告:为发展提供基础设施》,中国财政经济出版社 1994 年版。

[96][美]斯蒂格里茨:《政府经济学》,曾强、何志雄译,春秋出版社 1988 年版。

[97]宋斌文、熊宇虹、张强:《我国农民医疗保障的现状与对策选择》,《调研世界》2003 年第 11 期。

[98]宋晓梧:《中国社会保障制度建设 20 年》,中州古籍出版社 1998 年版。

[99]孙昂、姚洋:《劳动力的大病对家庭教育投资行为的影响——中国农村的研究》,《世界经济文汇》2006 年第 1 期。

[100]孙翎:《我国新型农村合作医疗制度地区差异分析》,《调研世界》2013 年第 2 期。

[101]孙晓筠、李士雪:《新型农村合作医疗保护农民免于疾病经济风险效果评价》,《中国卫生经济》2007 年第 2 期。

[102]唐齐鸣、聂晋:《医疗投入与健康收益的耦合协调发展研究》,《中国卫生经济》2016 年第 3 期。

[103]万崇华、周尚成、董留华等:《会泽县参加新型农村合作医疗农民的疾病经济

风险分析》,《中国卫生经济》2006 年第 3 期。

[104]王国军:《建立农村社会保障制度的现实条件与必要前提》,《理论学刊》2004 年第 6 期。

[105]王红漫:《大国卫生之难:中国农村医疗卫生现状与制度改革探讨》,北京大学出版社 2004 年版。

[106]王宏州、黄季焜:《农民的风险和共担风险偏好研究》,《农业经济问题(月刊)》2016 年第 11 期。

[107]王俊:《政府卫生支出的有效性、地区差异及其人口健康改善》,《改革》2007 年第 11 期。

[108]王延中:《中国社会保障发展报告(2012):社会保障与收入再分配》,社会科学出版社 2012 年版。

[109]王遥平、李信:《中国农村医疗保险的经济学视点——医疗服务理想与现实的碰撞》,《农业经济问题》2004 年第 3 期。

[110]卫生部:《2012 中国卫生统计年鉴》,中国协和医科大学出版社 2012 年版。

[111]王志峰、尹爱田、郝模等:《以大病统筹方法解决农村居民因病致贫的可行性研究》,《中国初级卫生保健》1997 年第 10 期。

[112]卫生部统计信息中心:《卫生改革专题调查研究》,中国协和医科大学出版社 2004 年版。

[113]卫生部统计信息中心:《中国西部地区卫生服务调查研究》,中国协和医科大学出版社 2004 年版。

[114]卫生部统计信息中心:《2008 中国卫生服务调查研究——第四次家庭健康询问调查分析报告》,中国协和医科大学出版社 2009 年版。

[115]卫生部统计信息中心:《第四次基层卫生服务调查专题研究》,中国协和医科大学出版社 2010 年版。

[116]卫生部统计信息中心:《2013 中国卫生服务调查研究》,中国协和医科大学出版社 2014 年版。

[117]魏众、B.古斯塔夫森:《中国居民医疗支出不公平性分析》,《经济研究》2005 年第 12 期。

[118]吴明、张振忠:《中国农村合作医疗可持续发展与模式选择的制度分析》,《中国卫生资源》2000 年第 3 期。

[119]吴镇聪、杨立英:《马克思社会保障思想在当代中国的新发展及其时代价值》,《福建论坛(人文社会科学版)》2017 年第 2 期。

［120］［瑞士］西斯蒙第:《政治经济学新原理》,何钦译,商务印书馆1964年版。

［121］夏松青:《论村卫生室在农村卫生服务网络中的地位和作用》,《卫生经济研究》2012年第6期。

［122］肖鸿:《试析当代社会网研究的若干进展》,《社会学研究》1999年第3期。

［123］谢浩范、朱迎平:《管子全译》,贵州人民出版社1996年版。

［124］徐锋:《农户家庭经济风险的处理》,《农业技术经济》2000年第6期。

［125］徐涛、李卫、胡泊等:《中国11省市成年人吸烟和被动吸烟情况调查》,《中国慢性病预防与控制》2010年第3期。

［126］许晓丽、赵丽云、房红芸等:《2010—2012年中国15岁及以上居民饮酒状况》,《卫生研究》2016年第4期。

［127］杨金侠、李林贵、李士雪:《新型农村合作医疗基金测算方法研究》,《卫生经济研究》2005年第9期。

［128］姚远:《非正式支持理论与研究综述》,《中国人口科学》2003年第1期。

［129］殷洁、张京祥:《贫困循环理论与三峡库区经济发展态势》,《经济地理》2008年第4期。

［130］应亚珍:《县级公立医院现状与改革思考》,《中国财政》2014年第14期。

［131］曾蓓:《贫困地区农村医疗救助的问题与对策研究》,中南大学2010年硕士学位论文。

［132］曾国安:《论17世纪以来西方社会保障思想的演进》,《江汉论坛》2001年第11期。

［133］曾毅、沈可:《中国老年人口多维度健康状况分析》,《中华预防医学杂志》2110年第2期。

［134］曾铮:《中国医药产业发展概况及其趋势研究》,《经济研究参考》2014年第32期。

［135］翟学伟:《中国人行动的逻辑》,社会科学文献出版社2001年版。

［136］翟铁民、张毓辉、万泉等:《2018年中国卫生总费用核算结果与分析》,《中国卫生经济》2020年第6期。

［137］张丹:《公立医院医生人力资本定价机制研究》,复旦大学2011年硕士学位论文。

［138］张芳洁、刘淑敏:《我国农村居民疾病风险模糊综合评价》,《山东社会科学》2012年第7期。

［139］张亮、张新平、吴丽萍等:《合作医疗抗疾病经济风险能力的初步研究——研

究目的、内容及方法》，《中国农村卫生事业管理》1998 年第 2 期。

[140]张琪：《中国医疗保障理论、制度与运行》，中国劳动社会保障出版社 2003 年版。

[141]张仁伟：《贵在坚持——我国农村合作医疗回顾与展望》，《国际医药卫生报道》1999 年第 7 期。

[142]张仁伟、胡善联、张崖冰：《药品价格问题的研究概述》，《中华医院管理杂志》2002 年第 11 期。

[143]张涛、孙立奇、刘肖肖等：《我国村卫生室卫生资源配置公平性研究》，《中国卫生统计》2016 年第 6 期。

[144]张维龙：《综合性农村医疗保障构架的制度分析》，《中南财经政法大学学报》2007 年第 2 期。

[145]张文宏、阮丹青、潘允康：《天津农村居民的社会网》，《社会学研究》1999 年第 2 期。

[146]张振忠：《健康产业　任重道远》，《中国卫生产业》2010 年第 10 期。

[147]张仲芳：《精准扶贫政策背景下医疗保障反贫困研究》，《探索》2017 年第 2 期。

[148]张自宽、朱子会：《论卫生与经济发展的关系——对跨世纪卫生发展战略的探讨》，《中国卫生经济》1996 年第 12 期。

[149]张自宽：《中国农村卫生发展道路的回顾与展望——为纪念建国 50 周年而作》，《中国农村卫生事业管理》1999 年第 9 期。

[150]赵忠：《我国农村人口的健康状况及影响因素》，《管理世界（月刊）》2006 年第 3 期。

[151]郑功成：《社会保障学——理念、制度、实践与思辨》，商务印书馆 2000 年版。

[152]周金玲、孟庆跃、丁霞霞等：《新农合制度下村卫生室的医疗服务功能：案例调查与分析》，《中国卫生事业管理》2012 年第 2 期。

[153]周迎波、冯国忠：《政府财政扶持对医药企业创新行为的影响研究》，《中国药物评价》2015 年第 3 期。

[154]朱常柏、双传学：《论胡锦涛的社会保障思想》，《扬州大学学报（人文社会科学版）》2011 年第 3 期。

[155]朱玲：《政府与农村基本医疗保健保障制度选择》，《中国社会科学》2000 年第 4 期。

[156]朱玲：《农村医疗救助项目的管理成本与效率》，《中国人口科学》2006 年第

4期。

［157］左停、徐小言:《农村"贫困—疾病"恶性循环与精准扶贫中链式健康保障体系建设》,《西南民族大学学报(人文社会科学版)》2017年第1期。

［158］Adam Wagstaff,"Poverty and Health Sector Inequalities",*Bull World Health Organization*,Vol.80,No.2,2002.

［159］Auster R.D.,Leveson I.,Sarachek D.,"The Production of Health:an Exploratory Study",*The Journal of Human Resources*,No.4,1969.

［160］Berki S.E.,"A Look at Catastrophic Medical Expenses and the Poor",*Health Affairs*,No.4,1986.

［161］Cárdenas-Roldán J.,Rojas-Villarrage A.,Anayal J.M.,"How do Autoimmune Diseases Cluster in Families? A Systematic Review and Meta-analysis",*BMC Medicine*,No.11,2013.

［162］Dercon S.,Krishnan P.,"Vulnerability,Seasonality and Poverty in Ethiopia",*The Journal of Development Studies*,Vol.36,No.6,2000.

［163］Filmer D.,Pritchett L.,"The Impact of Public Spending on Health:Does Money Matter?",*Social Science & Medicine*,No.49,1999.

［164］Folland S.,Goodman A.C.,Stano M.,*The Economics of Health and Health Care*,Beijing:China Renmin University Press,2011.

［165］Grootaert C.,*Social Capital,Household Welfare and Poverty in Indonesia*,The World Bank Social Development Department,1999.

［166］Hamoudi A.A.,Sachs J.D.,"*Ecomomic Consequence of Health Status:a Review of the Evidence*",CID Working Paper,No.30,Center for International Development at Harvard University,1999.

［167］Holzmann R.,Jorgensen S.L.,"Social Protection as Social Risk Management:a New Conceptual Framework for Social Protection and Beyond",*International Tax and Public Finance*,Vol.8,No.4,2001.

［168］Ma X.,Meessen B.,Decoster K.,et al.,"Social Health Assistance Schemes:the Case of Medical Financial Assistance for the Rural Poor in Four Counties of China",*International Journal for Equity in Health*,Vol.10,No.1,2011.

［169］Peleg-Oren N.,Saint-Jean G.,Cardenas G.A.,et al.,"Drinking Alcohol Before Age 13and Negative Outcomes in Late Adolescence",*Alcoholism:Clinical and Experimental Research*,Vol.33,No.11,2009.

［170］Pescosolido B.A.，"Beyond Rational Choice：the Social Dynamics of how People Seek Help"，*American Journal of Sociology*，Vol.97，No.4，1992.

［171］Room R.，Babor T.，Rehm J.，"Alcohol and Public Health"，*The Lancet*，Vol.365，No.9458，2005.

［172］Van Doorslaer E.，O' Donnell O.，Rarman-Eliya R.P.，et al.，"*Paying out of Pocket for Health Care in Asia：Catastrophic and Poverty Impact*"，EQUITAP Project：Working Paper，2005.

［173］Weinberger K.，Jütting J.P.，"The Role of Local Organizations in Risk Management：Some Evidence from Rural Chad"，*Quarterly Journal of Cooperative Economics*，No.39，2000.

［174］World Bank，*World Development Report* 1999/2000，Oxford，New York：Oxford University Press，1999.

［175］World Bank，*World Development Report* 2000/2001，Oxford，New York：Oxford University Press，2000.

［176］Zimmer Z.，Kwong J.，"Socioeconomic Status and Health among Older Adults in Rural and Urban China"，*Journal of Aging and Health*，Vol.16，No.1，2004.

责任编辑:张 蕾
封面设计:胡欣欣
责任校对:周晓东

图书在版编目(CIP)数据

农户的疾病风险与医疗卫生公共投入研究/乔勇 著. —北京:人民出版社,
　2021.7
ISBN 978－7－01－023441－0

Ⅰ.①农…　Ⅱ.①乔…　Ⅲ.①农户-公共卫生-投入-研究-中国
　Ⅳ.①R199.2

中国版本图书馆 CIP 数据核字(2021)第 094169 号

农户的疾病风险与医疗卫生公共投入研究
NONGHU DE JIBING FENGXIAN YU YILIAO WEISHENG GONGGONG TOURU YANJIU

乔 勇 著

人民出版社 出版发行
(100706　北京市东城区隆福寺街 99 号)

北京建宏印刷有限公司印刷　新华书店经销

2021 年 7 月第 1 版　2021 年 7 月北京第 1 次印刷
开本:710 毫米×1000 毫米 1/16　印张:15.5
字数:212 千字

ISBN 978－7－01－023441－0　定价:62.00 元

邮购地址 100706　北京市东城区隆福寺街 99 号
人民东方图书销售中心　电话 (010)65250042　65289539

版权所有·侵权必究
凡购买本社图书,如有印制质量问题,我社负责调换。
服务电话:(010)65250042